地域包括ケアにおける高齢者に対するシームレスケア

ICFの視点を活かしたケアプロセス,退院支援,退院調整に焦点を当てて

小木曽 加奈子 著

学文社

はじめに

　地域包括ケアシステムがすすめられている中で，急性期病院での入院期間の短縮化がすすみ，急性期の治療後は地域包括ケア病棟や回復期リハビリテーション病院あるいは介護老人保健施設などへのリロケーションの機会が多くなりました。高齢者は環境の変化に適応がしにくく，療養の場が変わることで，生活機能の低下も懸念されます。そのため，療養の場は変わっても，その方に必要なケアが継続的にされるためにシームレスケアが求められています。また，何らかの疾病により入院となった高齢者の場合は，その理由となった主疾患の治癒がされても，生活機能が低下してしまうことも多い現状があります。そのため，入院早期から退院後の生活に向けて意図的なケアを行う必要があります。増大する医療ニーズや介護ニーズに対応するために，幾度かの医療制度改革や介護保険制度の改正などが行われていますが，今後更なる高齢者の増加に対応できるケアの力が重要となると考えております。

　国際生活機能分類（International Classification of Functioning, Disability and Health，以下ICF）の概念が介護保険制度の中で取り入れられ，高齢者に対するシームレスケアを実践するためには，ICFの視点を活用することが重要となると考えております。本書は，高齢者の退院支援・退院調整に焦点を当てて，シームレスケアの3段階として，入院（入所）時初期アセスメント（第1段階），退院に関わる課題の明確化と目標の共有化（第2段階），退院（退所）後の継続した支援へ繋ぐ（第3段階）を紹介し，ケアプロセスを展開しています。今後，ますます退院支援や退院調整は重要となります。本書は，『高齢者ケアの質を高めるICFを活かしたケアプロセス』を踏まえ，シームレスケアで必要なアセスメントツールも充実させており，地域包括ケアにおける高齢者ケアに役立つと考えています。

　第1章では，ケアプロセスの展開として，生活に基づくケアの展開に活用できる理論やモデルを紹介しております。第2章では，高齢者に対するシームレスケアのあり方として，シームレスケアを3段階に分け，リロケーションダメージを低減できるケアを説明しています。第3章では，ICFの概念とその活用として，高齢者ケアに特化したアセスメントツールを紹介しております。第4章では，事例から学ぶとして，地域包括ケア病棟という療養の場での退院支援・退院調整の実際を紹介しています。本書が，高齢者ケアに関わるさまざまな専門職のケアの質の向上の一助になることを心から願っております。

　このたびの出版に際しまして，学文社の田中千津子様に多大なご尽力をいただきました。心よりお礼を申し上げます。

小木曽　加奈子

目　次

はじめに ─────────────────────────────── i

第1章　ケアプロセスの展開 ─────────────────── 1
第1節　根拠あるケアの重要性 ─────────────── 1
1．エビデンス（evidence）に基づくケア　1／2．ケアプロセス　2／3．アセスメントの視点　4／4．優先度の考え方　4／5．クリティカルシンキング（critical thinking）　5／6．記録の方法：POS（Problem Oriented System）　6

第2節　生活に基づくケアの展開 ─────────────── 9
1．生活行動看護モデル　9／2．生活行動モデル　10／3．ヘンダーソン理論　11／4．エコロジカル・システム・モデル　13／5．キング看護理論　16／6．コンフォート理論　18／7．ストレングスモデル　18

第2章　高齢者に対するシームレスケアのあり方 ────────── 21
第1節　退院支援と退院調整 ───────────────── 21
1．シームレスケア　21／2．退院支援と退院調整　22

第2節　シームレスケアの3段階 ─────────────── 24
1．入院（入所）時初期アセスメント（第1段階）　24／2．退院（退所）に関わる課題の明確化と目標の共有化（第2段階）　29／3．退院（退所）後の継続した支援へ繋ぐ（第3段階）　32

第3章　ICFの概念とその活用 ───────────────── 41
第1節　ICFの概念と定義 ────────────────── 41
1．ICFが導入された背景　41／2．ICFの構成要素　42／3．ICFにおける第1分類と具体的な内容　43

第2節　心身機能と身体構造 ───────────────── 45
1．精神機能と神経系の構造　45／2．感覚機能と痛みと目・耳および関連部位の構造　66／3．音声と発話の機能と音声と発話に関わる構造　72／4．心血管・血液・免疫系・呼吸器系の機能と心血管系・血液系・免疫系・呼吸器系の構造　73／5．消化器系・代謝系・内分泌系の機能と消化器系・代謝系・内分泌系に関連した構造　83／6．排尿・性・生殖の機能と尿路性器系および生殖系に関連した構造　98／7．神経筋骨格と運動に関連する機能と運動に関連した構造　102／8．皮膚および関連する構造の機能と皮膚および関連部位の構造　108

目　次

第 3 節　活動と参加 ─────────────────────────── 111
　1．学習と知識の応用　111／2．一般的な課題と要求　111／3．コミュニケーション　113／4．運動・移動　115／5．セルフケア　116／6．家庭生活　120／7．対人援助　120／8．主要な生活領域　121／9．コミュニティライフ・社会生活・市民生活　121

第 4 節　環境因子 ────────────────────────────── 124
　1．生産品と用具　124／2．自然環境と人間がもたらした環境変化　128／3．支援と関係　129／4．態度（利用者自身の態度ではない）　133／5．サービス・制度・政策　133

第 5 節　個人因子 ────────────────────────────── 136

第 4 章　事例から学ぶ ──────────────────────────── 139
第 1 節　事例紹介 ────────────────────────────── 139
　1．【事例A氏】転棟時の状況　139／2．転棟後の経過　141／3．フェイスシート　146／4．アセスメントシート　147／5．ケアプラン　153

第 2 節　シームレスケアの実践 ─────────────────────── 158
　1．転棟時の初期アセスメントの実際（第 1 段階）　158／2．退院に関わる課題の明確化と目標の共有化の実際（第 2 段階）　161／3．アセスメントの視点　163／4．優先度の考え方　163

索　引 ───────────────────────────────────── 170

第1章

ケアプロセスの展開

第1節　根拠あるケアの重要性

1．エビデンス（evidence）に基づくケア

　現在，学問的な意味づけをもったケアのあり方として，さまざまな研究結果などを臨床のケアに生かすことが求められている。効果がある介入を行うためには，その介入の効果の是非を問うことが求められており，科学的な根拠に裏づけされたケアを提供することが，専門職が行うケアとして重要となる。

　疾病の治療においては，さまざまな治験を経て，国がその治療法を認め，医療保険で実施することが可能になる。認可がされていない治療法は数多く存在することになるが，それらは，一定の基準のevidenceが確保されていないという背景をもつ。Evidence based medicine（科学的根拠に基づく医療）は，医療の現場で医療の質を均一に保つために役立っており，周知されている。Evidence based medicineとして，さまざまな疾患のガイドラインも作成されており，それに基づき治療や日常生活の支援が行われている。日常生活支援には看護や介護が必要であり，Evidence based nursing（科学的根拠に基づく看護）が看護のあり方として注目され，その実施もされている。一方，介護においては，その専門職が確立された歴史も浅く，また，介護の専門職である介護福祉士においては，名称独占の免許ではあるが，業務独占ではなく，無免許でもその業務を行えるという背景があり，専門性が確立されたとは言い難い状況である。しかし，介護を必要とする対象者は増加傾向にあることが示されており，今後は，介護においてもevidenceを確立していくことが必要である。

　高齢者ケアは単独の職種だけで行うことはできない。さまざまな職種が協働しながらその方のQOL（Quality of life）にむけて支援をしていくことが必要である。そのため，今迄の枠組みで対象者を捉えるのではなく，疾患を中心としたケアプロセスという考え方から，一歩すすんで考えていくことが必要である。対象者となる高齢者を捉える時に，過去・現在・未来という時間軸をもち，生命・生活・人生という視点をもち，老化や疾病によるさまざまな課題を，その人の個別性を大切にした介入により，生活行動全体に働きかけることが必要である。生活全体を視野に入れ，対象者がその人らしく充実した日々を過ごすことができるよう支援を行うことが求められる。

　これらの視点でのケアの歴史は浅く，Evidence based nursing（科学的根拠に基づく看護）や

Evidence based practice（科学的根拠に基づく実践）を蓄積していくことが求められる。

２．ケアプロセス

　高齢者ケアを実践するためには，ケアプロセスが必要である。ケアプロセスは看護においては，「看護過程」と呼ばれ，介護においては「介護過程」と呼ばれている。これらのケアプロセスは，理論的でありかつ科学的な根拠に基づいたアプローチであることが求められる。高齢者ケア実践者は，ケアを必要としている高齢者に対して，心身機能・身体構造・活動と参加・環境因子・個人因子など，ICF（International Classification of Functioning, Disability and Health）の視点を用いて，対象者を包括的に捉え，今どのような状態にあるのかを総合的に判断し，必要としているケアはなにかを明確にアセスメントし，対象者のニーズに沿った援助ができる専門性を養う必要性がある。

　ケアプロセスの一連の流れとしては，①対象者の心身の状況を観察して，現在営まれている日々の生活状態の情報を収集する，②得られた情報を分析（アセスメント・診断）して対象者固有のニーズを明らかにする，③対象者の生活の質（QOL）が向上できるような計画を立案する，④立案された計画に沿ってケアを実施する，⑤実施したケアを評価する，という一連のサイクル（ケアプロセス）である。

　高齢者ケアに対し「尊厳の保持」や「自立支援」等の基本理念が論じられており，高齢者を全人的に理解しケアを提供することは重要課題となっている。ICFの視点を用いて，対象者の状態をさまざまな角度から検討し，情報収集を行うことが重要である。的確な情報収集が行われなければ，対象者理解が不十分となり，ニーズを導き出すことが困難となる。高齢者ケアの対象となる認知症高齢者は，その程度は異なるが，本人自身がニーズに気が付かないノーマティブ・ニード（小木曽加奈子『医療職と福祉職のためのリスクマネジメント』学文社，参照）の

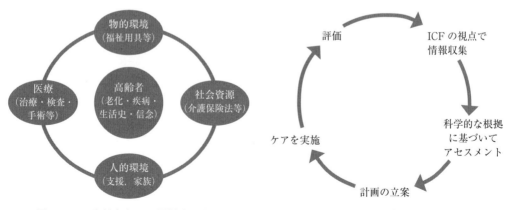

図１−１　高齢者ケアに関係するもの　　　図１−２　ケアプロセスの展開

状態であることも多い。そのため，認知症高齢者のケアにおいては，情報収集やアセスメントといった事柄は非常に重要な位置を占め，一人ひとりのライフスタイルに合わせたプログラムと環境を創出することが重要となる。

ケアプロセスの中では，随時モニタリングを行い，すべてのケアプロセスの段階において，振り返りを行い，よりよいプランが実施できるよう修正を行うことが求められる。

1）ケアプロセスの構成要素

① ICF の視点で情報収集

ICF の心身機能・身体構造・活動と参加・環境因子・個人因子などから，対象者の心身の状態のみならず，生活を包括的に捉え，情報を収集する。高齢者の QOL をめざすためには，情報収集は現在の生活にとどまらず，過去や未来の希望（本人や家族の思い）まで範疇が広がる。

② 科学的な根拠に基づいてアセスメント

アセスメントは，経験や勘に頼るのではなく，科学的な根拠に基づくことが求められる。アセスメントは初期的アセスメント，焦点的アセスメント，経時的アセスメント，救命・救急アセスメントに大きく分けることができるが，高齢者ケアにおいては，経時的アセスメントを用いることが多い。さまざまなアセスメントツールを活用することも必要である。

③ 計画の立案

アセスメントで明確になった生活課題（問題）を，どのような方法でケアを行っていくのか具体的に計画を立案することが大切である。計画の立案に際しては，長期目標（望ましい状態）と短期目標（おおよそ1か月）の双方が必要である。計画はどの専門職が読んでもその計画が実行できるように，援助の具体的な内容を記す。**誰が・いつ・どこで・なにを・どのように実施するのか**，ということを記述する。計画案は，対象者の同意を得ることが原則である。

④ ケアを実施

計画に基づいて，ケアを実施するが，対象者の病状の変化などもあり，常に対象者の安全や安楽に配慮することが求められる。また，ケア内容は必ず記録に残しておく。記録においても，**誰が・いつ・どこで・なにを・どのように実施したのか**，ということを記述する。

ケア内容を評価する必要があるため，対象者の言動や様子なども記録に残す。

⑤ 評　価

実施したケア内容の情報を元に，計画の妥当性を検討する。ケア実践により，新たに得た情報も追加し，生活課題（問題）の達成状況を分析する。足りない情報は再度情報収集し，対象者のニーズの変化などを把握する。十分な評価を行い，必要であれば再アセスメントを行い，計画を修正する。

3．アセスメントの視点

アセスメント（assessment）は，元来，「課税」「査定」「評価価値」「分担金」などの意味をさすが，ケアの場面では，「診断」「事前評価」の意味で用いられる。「状況に対する専門的判断や解釈のために行われる情報の収集・分析・集約・概念化のプロセス」（藤崎ら 2006）をアセスメントと呼ぶ。以下にアセスメントの役割を紹介する。

1）アセスメント

アセスメントとしては，①情報の収集の確認と分析をする，②ニーズを明らかにし，生活課題（問題）を導き出す，③生活課題（問題）の優先度を決定する，ことが重要となる。

現実には，アセスメントはすべてのケアプロセスの段階に必要であり，随時モニタリングをしながら，計画の修正や新しい情報の収集と分析など，フィードバックをしながら行うことも多い。このような複雑なアセスメントを行う上で，一助となるのが，さまざまなアセスメントツールである。本書では，心身の状況を把握する「心身機能」と「身体構造」の領域を「心身機能・身体構造」として，3つの領域に基づきアセスメントツールを紹介している。

2）看護職と介護職におけるアセスメントの視点

医療保険制度や介護保険制度の施設においては，医療ニーズの高さなどが加味されて人員配置が規定されている。それぞれの病院や施設では，医師・理学療法士・作業療法士などさまざまな職種が高齢者ケアの担い手であるが，ベッドサイドケアの多くは看護職と介護職が連携を行い実践されている。それぞれの職種のもつ特性を活かしながら，高齢者を中心としてケアを展開させる必要がある。ICFのさまざまな領域からアセスメントができる基本的な力を身につけ，看護職は，医学的な知識を活用し，「心身機能」「身体構造」の側面のアセスメント力をより十分に養い，一方介護職は生活ということを主眼においた「活動と参加」「環境因子」の側面のアセスメント力をより十分に養い，両職種の協働において高齢者ケアが質の高い内容になるよう努めることが求められる。

表1－1　必要な要素

1	現在の生活課題（問題）の明確化
2	現在の生活課題（問題）に関する先行的な研究などさまざまな文献から情報を得る
3	先行的な研究から，一番適したケア方法を選択する
4	現在の生活課題（問題）への介入
5	ケアに対する評価

4．優先度の考え方

エビデンス（evidence）に基づく高齢者ケアは，以下の要素が必要になる。その対象者のさまざまな情報から優先度を考え，優先度の高い生活課題（問題）のケアを中心に提供するとい

第1節　根拠あるケアの重要性

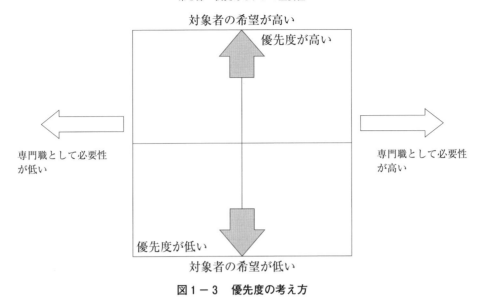

図1-3　優先度の考え方

う考えである。高齢者ケアの場面における優先度の考え方はさまざまであるが，一般的には，マズローの基本的欲求の階層などを参考に考えることが多い。

マズローの基本的欲求の階層に基づく優先度の考え方の例を以下に示す。

① 生命に危険を及ぼす生活課題（問題）
② 対象者の主観的苦痛に影響を及ぼす生活課題（問題）
③ 対象者の健康に影響を及ぼす生活課題（問題）
④ 対象者のQOLに影響を及ぼす生活課題（問題）

しかし，高齢者ケアプロセスにおいては，生活を中心に課題を考えると，その内容は多岐にわたり，対象者本人の希望と専門職が考える方向性が異なる場合も多い。そのため，生活課題を図1-3のように整理することが必要になる。右になると専門職による必要性が高い課題であり，上になると対象者の希望が高いことを示すことができる。

5．クリティカルシンキング（critical thinking）

クリティカルシンキングとは批判的思考のことであり，何かの事象に対して，証拠，正確さ，論理，合理性，公平性に基づき，それらの事象を概念化したり，分析したり，総合判断することを意味する。エビデンスに基づくケアプロセスの展開を実践する上で，クリティカルシンキングを身に付けることが必要である。すべての対象者に，同じようにケアをすることはできない。対象者の病状や生活の仕方が異なれば，工夫が必要になり，それに合わせた柔軟な思考を行うことが求められる。また，在宅や施設での高齢者ケアにおいては，必要な衛生材料や福祉用具が不十分であることも多く，今ある資源でよりよくなるための方法を見出すことも必要で

ある。また，クリティカルシンキングの実践には，情報を多方面から集めることも重要であり，対象者や家族との関係づくりも重要となる。看護過程の原則に沿ったクリティカルシンキングを以下に示すが，介護職をはじめ他職種にも共通することが多いと考える。

表1-2 看護過程の原則に沿ったクリティカルシンキング

効果的にコミュニケーションを行う（聴く，話す，注意深く記録する）
自立性，機能，安楽，心身の安寧を高める（患者自身が判断する），患者のプライバシーを守る
期待された成果を明示し，ケアの決定を促すために，患者・同僚・利害関係者と連携する
系統的にアセスメントを行い，事実に基づいて結論を出す
生物的・心理的・社会的・文化的・スピリチュアルなニーズについてアセスメントを実施する
情報にアクセスし，知識やエビデンスを活用する
基準，方針，手順，倫理綱領，法律などを順守する
看護師が独断で医学診断を下すことは法律で禁じられていることを常に自覚する。しかし，看護師には患者の徴候と症状についての報告義務があり，必要に応じて指示系統を動かす流れのなかにいることも認識しておく
患者の状況に応じて柔軟にアプローチを変化させる（クリティカルシンキングは文脈や状況の変化に対して柔軟である）
介入を実施（アセスメント，再アセスメント，修正，記録）する
成果を評価・報告する
患者の安全を保つ（患者に意見を述べてもらう，システム内に潜むエラーの原因の報告，安全手順の順守）
事前に考え，実践しながら考え，事後に考える（振り返り）
責任をもち，信頼を得る。実践能力を向上させ，知識とスキルを高める

出所）ロザリンダ・アルファロ・ルフィーヴァ／本郷久美子訳『基本から学ぶ看護過程と看護診断』医学書院，2012，p.52より一部改変して引用

6．記録の方法：POS（Problem Oriented System）

　ケアプロセスの展開においては，情報収集を行い，情報のアセスメントを行い，個々の対象者に応じたプランを立案し，実施，評価するという一連の流れがある。対象者のもてる力や対象者のニーズをどのように捉えていくのかということにより，行うケアの方向性に違いが生じることとなる。記録の方式としては以下のものがある。

第1節　根拠あるケアの重要性

表1-3　システム化した記録

POS（Problem Oriented System）	問題志向型システム
POMR（Problem Oriented Medical Record）	問題志向型診療記録
PONR（Problem Oriented Nursing Record）	問題志向型看護記録

出所）内田陽子『看護過程』日総研，2008，p.18より引用

　対象者を中心としてケアを考える時，問題ではなく課題と考えケアを行う場合であっても，情報のアセスメントや実施したケアに対する評価を経時的に記録として残しておくことは重要であり，高齢者ケアプロセスにおいてもSOAPを用いるとよい。SOAPは，主観的な情報（S）と客観的な情報（O）から，その情報の意味をアセスメント（A）し，計画（P）を立案する一連の流れをいう。

　POSの経過記録はSOAPの形式で行われる。#○というひとつずつの生活課題（問題）に関して，ケア内容と対象者の反応などを記録する。

　S：Subjective……対象者の自覚症状など言動などの情報
　O：Objective……ケア実践者が行う観察，検査データ，計測値などの情報
　A：Assessment……今までの情報を加味して，今得た新しい情報のSとOから診断を行う
　P：Plan……アセスメントに基づいて，計画を立案する

表1-4　SOAPの記述の一例

生活課題として表現　#○　糖尿病の生活療法に対しての理解が不十分であり，食事摂取量や運動量にばらつきがある		
短期ケア目標：食事摂取量・運動量を維持することで血糖値の安定が図れる		
問題として表現　#○　糖尿病管理の欠如に関連した血糖値不安定リスク状態		
短期ケア目標：生活の留意点を守り，血糖コントロールが安定する		
○/△ 11:30	S	「なんとなくだるい感じがする」「朝ご飯はパンだったから食べなかった」
	O	顔面がやや蒼白している。軽度の発汗あり。昼食前の血糖値測定の結果：62mg/dℓ
	A	正常値以下になっており，低血糖である
	P	アップルジュース200mℓを飲むよう促す。昼食の摂取状況を把握する

表1-5　記入する際の留意点

行うべきこと	行ってはいけないこと
ケアを行う前と行ったケアを記録する前に，ほかのケア提供者が何を書いているのかをよく読む	前もって，これから行う処置やケアを書いてはいけない
問題点としてあげられたものがケアされずに放置されていないかどうか確認する	自分が実際に見ていない対象者の記録をしない
ケアを行った後はできるだけ早い時点で記録をするようにする	意味のない語句や，対象者のケアおよび観察に関係がない攻撃的な表現をしない

対象者の行動や言葉を直接引用し，対象者に何が起こったのか，どのようなケアを誰がいつ実践したのか，またその反応などの事実を正しく記録する。必要に応じて，関連図や絵（例：褥瘡など），写真を貼付するなどして具体的に示すようにする	対象者にレッテルを貼ったり，偏見による内容を記録してはならない
読みやすいように書く。決められた記録の形式で記入する	「〜と思われる」「〜のように見える」といったあいまいな表現はしない
略語を用いる時は，各施設のマニュアルに記載され，認められている略語のみを用いる	施設において認められていない略語は使わない
全ての記載に日付と時刻を記入する	イニシャルで簡略化した署名は用いない

出所）石綿啓子ら「記載事例から学ぶ SOAP記録の書き方」『看護きろくと看護過程』日総研，2013，p.59より患者を対象者と修正し，一部抜粋して引用

第2節　生活に基づくケアの展開

1．生活行動看護モデル

　ローパー・ローガン・ティアニーによる生活行動看護モデルは，人間の生活をとらえるモデルであり，生活行動，ライフスパン，依存-自立度，生活行動への影響因子，生活の個別性の5つの要素から成り立っている。そのなかの生活行動では，ヒトが生きていくためのさまざまな12の行動を示している。また，生活行動への影響因子としては，身体的，心理的，社会文化的，環境的，政治経済的の5つを示している（Karenら 2006）。

表1-6　12の行動（高齢者ケアにおいて）

1．安全な環境を維持すること	内的環境：身体的，心理的な障害の原因となる外傷や疾病 外的環境：身体的，心理的，社会文化的，環境的，政治経済的変化によってもたらされるアクシデント
2．コミュニケーションすること	言語的コミュニケーション：会話，書かれたもの，電子機器 非言語的コミュニケーション：音声，顔の表情，体の身振り，体の姿勢
3．呼吸すること	呼吸に関連する解剖学と生理学（加齢に伴う変化） 呼吸に関連する情緒的な問題（喫煙に対する嗜癖） 異なる文化での健康に関する信念と習癖にかかわる，呼吸に関連する習慣 呼吸に関連する大気中の汚染物とその原因
4．食べることと飲むこと	摂食・嚥下に関連する解剖学と生理学（加齢に伴う変化，栄養状態） 摂食・嚥下に関連する情緒的な問題（拒食，アルコールに対する嗜癖） 摂食・嚥下に関連する習慣（食物群，ライフスパンに合わせた食事形態） 摂食・嚥下に関連する汚染物とその原因（添加物，アレルギー）
5．排泄すること	排尿・排便に関連する解剖学と生理学（加齢に伴う変化） 排尿・排便のコンチネンスの維持の状態（失禁や失便） トイレまでの移乗やトイレの設備 排泄援助に対する心理的負担（プライバシー）
6．身体を清潔にし，身支度を整えること	加齢に伴う皮膚の変化（乾燥，バリア機能，皮膚損傷） 清潔を保つ方法（入浴，爪と足のケア，口腔ケア，着脱） 清潔や外見に対する認識
7．体温を調整すること	末梢血管の収縮能力の低下や，悪寒閾値の低下 移動と運動の減少からくる，肥満リスク（低体温） 体温変動の際に適切な行動をとることに対する判断と決断に影響を与える障害の可能性 粗末な住居（熱さと寒さに関連）
8．動くこと	動くことに関連する解剖学と生理学（骨粗鬆症，関節疾患） 筋力・筋肉量・筋緊張・移乗の状態 知性・気質・価値・信念などから動くことへの動機づけ 動くことを手助けする工夫や福祉用具

9. 仕事をし，遊ぶこと	レクリエーション活動
	仕事や学習のニード
10. セクシャルティを表現すること	服装のスタイル
	さまざまな形での言語的・非言語的コミュニケーション
	家族や社会のルールや関係性
11. 眠ること	サーカディアンリズム（睡眠－覚醒サイクル，体温，コルチゾール）
	睡眠のパターン（ノンレム睡眠，レム睡眠）
	心理的要因（不安，心配，痛み）
12. 死にゆくこと	悪性新生物などによる死，加齢に伴う生理的な死

出所）Karen Hollandら編／川島みどり監訳『ローパー・ローガン・ティアニーによる生活行動看護モデルの展開』エルゼビア・ジャパン，2006，pp.57-500から作成

2．生活行動モデル

　ケアが必要な高齢者の多くは，慢性疾患や健康障害を抱えていることが多く，治癒に至らない場合が多い。そのため，それらの状況を加味しながら，日々の生活に着目し，その人らしい生活を営めるように生活機能に着目したケアを行うことが必要となる。

　山田ら（2008）は，「生活機能とは人間が生活者としていきいきと暮らすためのもてる力とその働き」と定義をしており，基盤となる考え方として「生活行動モデル」を示している。なお，詳細は，『生活機能からみた老年看護過程』（医学書院）を参照して欲しい。

表1-7　「生活行動モデル」の4つの視点を大切にした老年看護の展開のあり方

1	対象者である高齢者を「身体的」「心理・霊的」「社会・文化的」なホリスティックな存在としてとらえる
2	生活を営むため不可欠な6つの生活行動「活動」「休息」「食事」「排泄」「身じたく」「コミュニケーション」にみる対象者のもてる力に着眼する
3	生活が拡充するように「生活環境」を整える
4	高齢者が築いてきた生活史の道を基盤に，豊かな人生の統合へと向かって歩んでいけるよう支援する

出所）山田律子ら『生活機能からみた老年看護過程』医学書院，2008，viより一部改変して引用

表1-8　6つの生活行動

活　動	覚醒：サーカディアンリズムの変化による覚醒の変化，薬物による覚醒の変化
	活動の意欲：意欲が伴わないと活動は単に「させられている」ことになる
	活動の個人史：継続，変容，開始，引退
	活動に見出す意味：熟達する喜び，新たな刺激への期待，喪失を乗り越えていく糧
	活動の発展：身体的側面，心理・精神的側面，社会的側面，霊的側面

休　息	睡眠：レム睡眠，ノンレム睡眠，睡眠パターン，総睡眠時間，睡眠効率，睡眠障害	
	身体的休息＆心理的休息：休みすぎている，休めていない	
	社会的休息：職場の役割，地域の役割，家庭の役割	
	霊的休息：信念，思い，信仰	
食　事	食事準備：献立の立案，食材・器材の準備，調理・盛りつけ	
	食欲：食欲不振，食欲過多	
	摂食動作：動作のプログラミング，上肢の運動機能，姿勢の保持	
	咀嚼・嚥下機能：咀嚼機能，嚥下機能	
	栄養状態：食事摂取状況，低栄養，過剰栄養	
排　泄	尿・便をためる：尿をためる，便をためる	
	尿意・便意：尿意，便意	
	排泄動作：認知機能，移動・移行動作，排泄姿勢動作，衣服の着脱動作，後始末動作，手洗い動作	
	尿・便の排泄：尿の排泄，便の排泄	
	尿・便の状態：量，回数，性状	
身じたく	清潔：入浴，口腔ケア	
	身だしなみ：更衣，洗面・整容	
	おしゃれ：こだわり，個別性	
コミュニケーション	手段：言語，非言語	
	相手：医療関係者，家族，同室者など	
	内容：自分のこと，自分以外のこと	
	目的：伝達，疎通，交換	

出所）山田律子ら『生活機能からみた老年看護過程』医学書院，2008，pp.2-49から一部引用

3．ヘンダーソン理論

　看護理論に基づいたアセスメントの枠組みとして，ヘンダーソンによる14の基本的ニード（欲求）がある。基本的ニードの枠組みに対して，それぞれの状況をアセスメントして，看護の必要性や方向性を明らかにするために用いられる。そのアセスメントの軸は，ニードの充足・未充足，であり，未充足の場合はその理由について明確化していくことにある（茂野ら 2012）。そのためにも情報を的確に捉えることが重要となり，①基本的看護の構成要素である14の基本的ニードと，②それらに影響を及ぼす常在条件と，③ニードを変容させる病的状態を丁寧にアセスメントすることが重要である（任 2009）。高齢者ケアにおいては，14の基本的ニードを捉える際に，人間としての共通的なニードと，今迄の生活歴などから形作られる「そのひとらしさ」というその人固有の価値観に基づいて形成されるバリアンスにも視野を広げていくことが求められる。そのためにも，その人という一人の人に対する理解を深めていくことが求められる。基本的ニードに影響を及ぼす常在条件としては，年齢や性別の特徴，社会的文化的背景（情緒的安定度），その人の身体的（感覚器や運動能力など）能力，情緒の状態，知的能力（認知能力など）及びケアがなされる場などがある（任 2009）。その情報のもつ意味を十

分にアセスメントすることが求められる。

表1−9 高齢者におけるヘンダーソンの14の基本的ニードのアセスメントの視点

14の基本的ニード	アセスメントの視点
1．正常に呼吸する	・呼吸状態（数・リズム・深さなど）の現状を正しく把握し，異常状態であるか否かアセスメントし，必要なケアを導き出す ・必要時リトラクション・スコアを用い，アセスメントに役立てる ・聴診器を用いて，呼吸音や気管支肺胞音を聴取し，異常状態であるか否かアセスメントし，必要なケアを導き出す ・酸素飽和度（あるいはパルスオキシメータを用いる）の現状を正しく把握し，異常状態であるか否かアセスメントし，必要なケアを導き出す ・正常な呼吸を妨げる機能障害をアセスメントし，必要なケアを導き出す ・脈拍数・緊張度・不整の有無などの現状を正しく把握し，異常状態であるか否かアセスメントし，必要なケアを導き出す ・脈拍に影響を及ぼす機能障害をアセスメントし，必要なケアを導き出す
2．適切に飲食する	・消化器系の機能障害の現状を正しく把握し，異常状態であるか否かアセスメントし，必要なケアを導き出す ・栄養吸収の機能障害の現状を正しく把握し，異常状態であるか否かアセスメントし，必要なケアを導き出す ・褥瘡予防のための栄養管理についてアセスメントし，必要なケアを導き出す ・内分泌腺の構造の機能障害の現状を正しく把握し，異常状態であるか否かアセスメントし，必要なケアを導き出す
3．身体の老廃物を排泄する	・尿路系の構造・機能障害の現状を正しく把握し，異常状態であるか否かアセスメントし，必要なケアを導き出す ・女性生殖器や男性生殖器の機能障害の現状を正しく把握し，異常状態であるか否かアセスメントし，必要なケアを導き出す ・症状から失禁の種別についてアセスメントし，必要なケアを導き出す ・腎機能が低下している場合はSeldinの病期分類などを用いてアセスメントに役立てる ・排便機能の機能障害の現状を正しく把握し，異常状態であるか否かアセスメントし，必要なケアを導き出す ・ブリストル排便スケールを用いた観察を行う ・水分・ミネラルのバランスの機能障害の現状を正しく把握し，異常状態であるか否かアセスメントし，必要なケアを導き出す
4．移動する，好ましい姿勢を保持する	・疾患から生じている身体的障害をアセスメントし，必要なケアを導き出す ・もてる力を活かした移動や移乗の状態をアセスメントし，必要なケアを導き出す ・褥瘡リスクについてアセスメントし，必要なケアを導き出す（ブレーデンスケールにてリスクの把握）
5．活動と休息をとる	・1日の生活リズムを，発病前の状態も加味してアセスメントし，必要なケアを導き出す ・日中の活動の状況と睡眠状態の双方の視点からアセスメントし，必要な

		ケアを導き出す
		・加齢に伴う睡眠状態の変化を理解した上でアセスメントし，必要なケアを導き出す
6.	適切な衣類を選び着脱する	・ADL（日常生活動作）に応じた衣服をアセスメントし，必要なケアを導き出す
		・衣服の着脱行為の自立度をアセスメントし，必要なケアを導き出す
7.	衣服の調整と環境の調整により体温を正常範囲内に維持する	・体温調節機能の機能障害の現状を正しく把握し，異常状態であるか否かアセスメントし，必要なケアを導き出す
		・体温の測定値から発熱の型（稽留熱，弛張熱，間欠熱等），解熱の型（分利，渙散）などの現状を正しく把握し，異常状態であるか否かアセスメントし，必要なケアを導き出す
8.	身体を清潔に保ち，身だしなみを整え，皮膚を保護する	・もてる力を活かした清潔行動をアセスメントし，必要なケアを導き出す
		・爪等の機能障害の現状を正しく把握し，異常状態であるか否かアセスメントし，必要なケアを導き出す
9.	環境の危険因子を避け，また他人を傷害しない	・療養環境をアセスメントし，必要なケアを導き出す
		・関節可動域，筋力，筋緊張，筋の持続性の機能低下および障害の現状を正しく把握し，異常状態であるか否かアセスメントし，必要なケアを導き出す
		・転倒・転落リスクをアセスメントし，必要なケアを導き出す
10.	他者とコミュニケーションをもち，情動・ニード・恐怖・意見などを表出する	・言語的・非言語的コミュニケーションの現状をアセスメントし，必要なケアを導き出す
		・現在の状況に対する思いや不安となる誘因をアセスメントし，必要なケアを導き出す
11.	自分の信仰に従って礼拝する	・信仰や信条・思想や生活習慣についてアセスメントし，必要なケアを導き出す
12.	達成感をもたらすような仕事をする	・社会的役割遂行（生産的な活動）をアセスメントし，必要なケアを導き出す
13.	遊び，あるいはさまざまな種類のレクリエーションに参加する	・気分転換，慰安，レクリエーション等の機会をアセスメントし，必要なケアを導き出す
		・個々の生活歴に応じたレクリエーション等の可能性をアセスメントし，必要なケアを導き出す
14.	正常な発達および健康に必要な生活行動を学習し，発見をし，あるいは好奇心を満足させる	・健康維持に対する考え方や習慣をアセスメントし，必要なケアを導き出す
		・疾患に関する知識や理解をアセスメントし，必要なケアを導き出す
		・疾患のコントロールや，障害とともに生きていくための方法の理解をアセスメントし，必要なケアを導き出す
		・学習の可能性をアセスメントし，必要なケアを導き出す

出所）茂野香おる ら『基礎看護技術Ⅰ』医学書院，2012，pp.78-79をもとに作成

4．エコロジカル・システム・モデル

　病院完結型の医療のあり方から，施設や在宅でその人らしさを大切にしながら日常生活を送り，かつ医療サービスや介護サービスを利用する時代へ変化してきている。施設や在宅で暮ら

しながら既存やまた創設した社会資源を活用しながら，ケアが必要な高齢者が QOL の高い日常生活を送れるように環境整備が必要である。ICF の視点で示されているように，高齢者を取り巻くさまざまな環境に対してもケアが必要となる。従来の支援・援助の枠組みを更に一回り大きく考え，施設職員との関わりや家族との関わり，また社会や地域との関わりなども重要である。利用者を家族の一員としてまた地域の一員として捉え，質の高い社会生活においてどのような支援・援助の体制が必要なのかをアセスメントすることが重要である。社会福祉の分野では，その手法のひとつとして C. B. Germain（ジャーメイン）と A. Gitterman（ギターマン）が発展させたエコロジカル・システム・モデルがある（平山ら 2002）。エコロジカルは，自然界で生きている状態のそのままの生態という意味をもつ。つまり，エコロジカルは，人間が生きていく上での自然環境や人間環境を統合したさまざまな環境を意味する。人間は家族，親戚，友人，同級生，職場の同僚，近隣の人びと等の人間環境と，教育，経済状態，社会的慣習等を含む社会環境のなかで生活を営んでいる。このような一つひとつの塊をシステムと呼び，特定の一人の人間を中心として捉え，さまざまなシステムと関わりながらケアの方向性を考えることをエコロジカル・システム・モデルと呼ぶ。エコロジカル・システム・モデルではそれぞれのひとつの単位をシステムとして捉え，そのシステムを拠点として枠組みを考える。一人のケアが必要な高齢者に対して，さまざまな職種や高齢者を取り巻く人びとが存在し，それぞれのシステムに働きかけ，環境を整えることが必要である。課題（問題）のある部分は，環境を整えることによって，改善することも多い。ここでは，介護老人保健施設に入所している高齢者のエコロジカル・システム・モデルを紹介する。

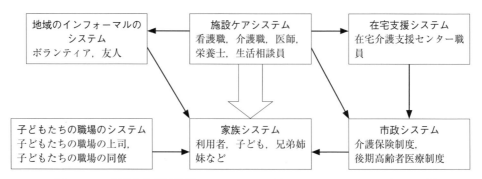

図1-4　介護老人保健施設におけるエコロジカル・システム・モデルの一例

1）高齢者ケアにおけるエコロジカル・システム・モデルの枠組み
　① 高齢者のもっている課題（問題）の属性

　課題（問題）がどのような原因で生じているのかを明らかにし，どのシステムに働きかけるとよいのかを判断する。（システムは単独ではなく，通常は複数のシステムである）

また，高齢者のもっている課題（問題）は，解決または軽減が可能であるかどうかの判断も必要となる。たとえば，脊髄損傷で第6頸髄節残存である高齢者が，「リハビリをがんばって自分の足で歩きたい」と希望をもっていても，第6頸髄節残存の日常生活動作の予後としては，車いすの駆動のレベルまでしか達することができない。このような場合は，障害の受容状態を観察することも重要となる。

② 高齢者の課題（問題）対処能力

現在の高齢者の心身機能の状態を的確にアセスメントすることが重要である。高齢者の課題（問題）対処能力を判断するためには，「心身機能」と「身体構造」の領域の情報収集を行い，さまざまなアセスメントツールを活用するとよい。高齢者のもっている課題（問題）によって，必要な情報収集は異なるが，現在の課題（問題）の現象や症状を捉え，それがいかなる原因によって生じているか根拠を明らかにすることが大切である。

③ 高齢者の課題（問題）に関連している諸システム及び高齢者との相互作用の資質

ケアプロセスの立案の対象者によって，どのようなシステムと深い関わりがあるのか異なる。図1-4のような関連図は一例に過ぎないため，個々の高齢者に応じて関連性を考える必要がある。また，ここでは，高齢者のキーパーソンを見つけることも重要となる。キーパーソンとは，その語源「key（鍵）」と「person（人）」が示すとおり，鍵を握る人のことであり，高齢者の療養上の意思決定に重大な影響を及ぼす人のことである。キーパーソンを見つけることはどのシステムに働きかけると良いのかという指標となる。多くの場合キーパーソンは高齢者の配偶者や子どもであるが，時には友人や近隣の人であったり，キーパーソンが自分自身である場合やキーパーソン自体が見つからないこともある。高齢者の行動・態度の変化を促すためには，高齢者のみならずキーパーソンにも働きかけ，諸システムと相互作用を引き起こす意図的な介入が重要となる。

④ 課題（問題）の解決または軽減に必要な資源

人間の行動・態度の変化には人間に対する働きかけだけではなく，環境にも同じような働きかけが必要である。環境が整うことによって，「心身機能」「身体構造」での課題の解決や軽減が実現し，より多くの「活動と参加」につながる。たとえば，介護保険上ではさまざまな福祉用具の利用ができる。車いすや歩行器を利用することによって，活動の範囲が広がる。在宅においては，住宅改修によって安全で活動しやすい環境整備なども範疇である。ここでは，高齢者の課題（問題）の種類によって，あらゆる物的・人的社会資源を活用することを視野に入れる必要がある。「日々の生活に楽しみの機会をつくる」ということが課題の場合もある。四季を感じるさまざまな行事や地域との交流を行うためには，人的な環境と物的な環境をプログラミングすることが必要である。

⑤ 高齢者の課題（問題）への意欲

　高齢者自身の課題（問題）への達成意欲が，どの程度あるのかを十分アセスメントする必要がある。高齢者個々のペースに合わせた支援・援助が必要であり，ケアプロセスの過程はケア実践者のためにあるのではなく，高齢者の生活の質の向上のためにあるのだということを常に意識したい。しかし，専門職として，高齢者自身の課題（問題）への達成意欲を妨げているものは何であるかを十分アセスメントする必要がある。表面に現れる言動の背景には，高齢者個々の生活歴が関係していることもある。その上で意欲を引き出す支援・援助を行う必要がある。

2）高齢者ケアにおけるエコロジカル・システム・モデルの評価

　高齢者へのケアプロセスが，効果があったかどうかを評価することも重要である。ケアプロセスは常にモニタリング・評価・再アセスメントを繰り返すが，エコロジカル・システム・モデルの評価のひとつとして，シングル・システム・デザインがある。平山（2002）は「シングル・システム・デザインとは，明確な目標（クライエントの限定された問題，またはクライエントの目標）に変化が起こっているかどうか何度も一定の時限で繰り返し観察・測定される一群の実証的方式を指している」と述べている。この方法は，課題の達成を評価する内容を定め，支援・援助が行われる前に一定期間，支援・援助を行う期間，支援・援助終了後一定期間のそれぞれのデータを集め，効果があったか否かを判断できる。なお，シングル・システム・デザインはさまざまなバリエーションがあり，詳細は平山の本を参考にして欲しい。たとえば，不安が強くナースコールを頻回に鳴らす終末期の患者に対して，1日10分患者と散歩をし，ラポール（信頼関係）の形成に努めるという援助を行う場合，援助前のナースコールをタイムリー的に回数をカウントし，介入後も同様に測定する。その結果，どのような変化があったか数値的に把握することができる。また，コミュニケーション障害がない場合は，フェイススケール（p.70参照）や視覚的アナログスケール（p.69参照）を使用しても良い。また，高齢者自身の言葉をKJ法（データをカードに記述し，カードをグループごとにまとめていく）で分類し，ケア内容を評価するなどの方法もある。ケアプロセスの評価を客観的に行うことが，ケアの質の向上のために必要である。

　なお，認知症がある高齢者についてはパーソン・センタード・ケアを用いることが必要になる。認知症になると，日常生活のさまざまな場面で困難が生じるため，本書ではそれらを紹介することが困難である。そのため，佐藤八千子ら監修『認知症がある人をケアする；BPSDによる生活場面の困難さ』（学文社）を参考にして欲しい。

5．キング看護理論

　高齢者は加齢に伴い生活機能の低下が生じることが多く，主疾患の治癒だけを看護問題の中

心として取り扱うことには課題があるため，生活者としての視点が重要になる。日々の生活の営みは，人間の相互行為概念として，個々人の行動は人間特有の動作（acts）として捉えられており，この動作は行為（action）を通して理解することができる（Imogeneら 1985）。これらは高齢者とケアする側により相互作用の中で育まれる。日々の生活の改善を主軸とした目標達成の考え方が重要であり，両者が生活上の関心・問題・健康上の障害などについて互いに認識をし，それらをよい方向へ変化させるために実現可能な目標を設定することが重要となる。

従来の問題解決型思考は，健康問題や生命のリスクを解消することが求められる場合には有効であるが，老化と障害，慢性疾患に起因する生活行動上の困難による場合は，思考がいきづまる危険がある。そのため，高齢者の場合は，その人が望む（あるいは望むであろう）生活のあり方を目標に，高齢者のもてる力を活かすことができるように生活環境に働きかけるケアが必要となる場合も多く，目標志向型思考が重要となる。

表1-10　目標達成理論（キング看護理論）における主要概念

概念	定義
相互行為	人間と環境，ならびに人間と人間の間の知覚とコミュニケーションのプロセス
知覚	個人が実在をその心の中に組み立てること
コミュニケーション	差し向かいの話し合いのような直接的なものであれ，あるいは電話，テレビ，または書かれた文字などのような間接的なものであれ，それらを通じて，情報が人から人へと伝えられてゆくプロセス
相互浸透行為	人間と環境との間で相互に行われている観察し得る行動のこと
役割	社会システムにおいて，ある立場を占める人間に期待される一連の行動のこと
ストレス	成長，発達および役割遂行の調和を保つために，人間が外界と相互に作用し合う力動的な状態
成長と発達	このふたつの概念は，細胞レベル，分子レベル，そして行動レベルにおける人間活動の継続的な変化である
時間	将来にむかって進んでゆく出来事の連鎖である
空間	空間とは，あらゆる方向にむけての存在であり，このことはあらゆる場所についても同じである

出所）Imogene M. Kingら／杉森みど里訳『キング看護理論』医学書院，1985，pp.180-185を参考に作成

表1-11　看護者—高齢者間の相互行為の分類システム

行為：看護者-高齢者のどちらか一方が相手に向けた行動を開始する
対応行為：行為に対し，相手が反応して行う行為
障害：看護者-高齢者の置かれている状況に見られる障害や問題
共同目標の設定：看護者と高齢者が目標を共有し設定する
目標達成のための手段の追求

| 目標達成のための手段への同意 |
| 相互浸透行為−達成された目標 |

出所）Imogene M. Kingら／杉森みど里訳『キング看護理論』医学書院，1985，pp.180-196を参考に著者が作成

6．コンフォート理論

　コンフォートは，緩和，安心，超越に対するニードが，経験の4つのコンテクスト（身体的，サイコスピリット的，環境的，社会文化的）において満たされることにより，自分が強められているという即自的な経験である（キャサリン，2008）。3つのニードを考え，4つのコンテクストとしてのケアを考えていく。また，コンフォートに関する質問票として，一般コンフォート質問票，放射線療法コンフォート質問票などがある。

表1−12　コンフォートのタイプ

緩和	具体的なコンフォートが満たされた状態
安心	平静もしくは満足した状態
超越	問題や苦痛を克服した状態

出所）キャサリン・コルバカ／太田喜久子訳『コルバカ　コンフォート理論』医学書院，2008，p.17を引用

表1−13　コンフォートが生じるコンテクスト

コンテクスト	内容	具体例（ケア）
身体的	身体的感覚，ホメオスタシス機構，免疫機能に関わるもの	足浴を行って循環改善と清潔を保つ
サイコスピリット的	自尊心，アイデンティティ，セクシャリティ，人生の意味などの自己の内的認識に関わるもの；高次の秩序や存在に関わるもの	ゆっくりと話をする機会を設け，その人の思いを聴く
環境的	人の経験の外的背景に関わるもの（温度，光，音，匂い，色，家具，風景など）	清拭時にはドアを閉めて，室温を高くして実施する
社会文化的	個人，家族，社会的関係に関わるもの（財政，教育，ヘルスケア従業者など）；家族の伝統，儀式的行事，宗教的慣例	退院支援・退院調整を行うにあたり，家族の意向や介護力を把握する

出所）キャサリン・コルバカ／太田喜久子訳『コルバカ　コンフォート理論』医学書院，2008，p.17を一部加筆

7．ストレングスモデル

　精神障害者のために開発された実践モデルであり，患者がもつ夢や希望の実現に立つ「ストレングス（強み）」を活用して生活を支援する技法である。ストレングスには，その人の「特性，技能，才能，能力，環境，関心，願望，希望」の8つがあり，これらはあらゆる人がもっているとされる。高齢者が本来の自分を取り戻すリカバリー（回復）に向けて，「在りたい自分」を自分の言葉で表現し，支援者と共有するところにある。支援者の役割は，「ストレングス」

を高齢者と共に見つけ出し，高齢者の健康的な面を活かしていくことが重要となる。

表1－14　個人のストレングス

熱望	生活がうまくいっている高齢者には目標と夢がある
能力	生活がうまくいっている高齢者は，願望を達成するために，彼らのストレングスを用いている
自信	生活がうまくいっている高齢者は，目標に向かって次の段階に移る自信をもっている
≪個人のストレングスの要素間の相互作用≫ どの時点においても，生活がうまくいっている高齢者は，少なくとも一つの目標，それに関連した才能と次の段階に移る自信をもっている	

出所）チャールズ・A・ラップら／田中英樹監訳『ストレングスモデル』医学書院，2014, pp.51-58を参考に作成

表1－15　環境のストレングス

資源	生活がうまくいっている高齢者は，彼らの目標を達成するために必要な資源への接近方法をもっている
社会関係	生活がうまくいっている高齢者は，少なくともひとりとの意味ある関係をもっている
機会	生活がうまくいっている高齢者は，彼らの目標に関連した機会への接近方法をもっている
≪環境のストレングスの要素間の相互作用≫ 生活がうまくいっている高齢者は，資源と機会と意味ある関係への接近方法をもっている	

出所）チャールズ・A・ラップら／田中英樹監訳『ストレングスモデル』医学書院，2014, pp.59-64を参考に作成

<引用文献>
石綿啓子ら「記載事例から学ぶ　SOAP記録の書き方」『看護きろくと看護過程』日総研，2013：9
Imogene M. Kingら／杉森みど里訳『キング看護理論』医学書院，1985：180-196
内田陽子『看護過程』日総研，2008：18
Karen Hollandら編／川島みどり監訳『ローパー・ローガン・ティアニーによる生活行動看護モデルの展開』エルゼビア・ジャパン，2006：57-500
キャサリン・コルバカ／太田喜久子訳『コルバカ　コンフォート理論』医学書院，2008：17
茂野香おるら『基礎看護技術Ⅰ』医学書院，2012：78-79
チャールズ・A・ラップ，リチャード・J・ゴスチャ／田中英樹監訳『ストレングスモデル』医学書院，2014：51-64
任和子編『実習記録の書き方がわかる看護過程展開ガイド―ヘンダーソン，ゴードン、NANDAの枠組みによる』照林社，2009：32-103
平山尚ら『ソーシャルワーク実践の評価方法』中央法規，2002：28-48
平山尚編『社会福祉実践の新潮流』ミネルヴァ書房，2002：23-55
藤崎郁ら『系統看護学講座基礎看護学2基礎看護技術Ⅰ』医学書院，2006：38
山田律子ら『生活機能からみた老年看護過程』医学書院，2008：vi, 2-49
ロザリンダ・アルファロ・ルフィーヴァ／本郷久美子訳『基本から学ぶ看護過程と看護診断』医学書院，2012：52

第 1 章　ケアプロセスの展開

＜参考文献＞
安藤邑惠ら編『ICF の視点に基づく高齢者ケアプロセス』学文社，2009
小田正枝編『症状別アセスメント・看護計画ガイド』照林社，2011
小玉香津子編『ヴァージニア　ヘンダーソン論文集』日本看護協会出版会，1989
佐藤八千子ら監修『認知症がある人をケアする；BPSD による生活場面の困難さ』学文社，2012
山口瑞穂子ら『疾患別看護過程の展開』学研プラス，2013
山田律子ら『生活機能からみた老年看護過程』医学書院，2008
六角僚子『アセスメントからはじまる高齢者ケア―生活支援のための 6 領域ガイド』医学書院，2008

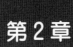

第2章

高齢者に対するシームレスケアのあり方

第1節　退院支援と退院調整

1．シームレスケア

　医療制度改革のもとで，入院期間の短縮化がすすめられており，地域連携クリティカルパスを活用し，急性期病院では，退院基準・転院基準を設定して運用を行い，その情報を地域連携施設に提供するなど情報交換を深め，高齢者を中心として在宅生活の再開をめざしシームレスケアがなされつつある。シームレスケアが求められる背景には，従来の病院完結型の医療では高齢者や障害をもった人びとの医療やケアに対応できなくなったことがある。シームレスケアとは，包括的，継続的，継ぎ目のないケアのことを意味しており，地域包括ケアシステムの実現には欠かすことができないケアのあり方である。地域包括ケアシステムの5つの構成要素（住まい・医療・介護・予防・生活支援）をより詳しく，またこれらの要素が互いに連携しながら有機的な関係を担っていることが示されており（厚生労働省 2013），これらに着目して過去（入院前）・現在・未来（退院後）という時間軸をもって，その人を中心としたシームレスケアを実践することが重要である。

　シームレスケアの重要性が認識されているものの，シームレスケアが実践されているのは長期療養が必要な悪性疾患や難病など一定の枠組みの中に納まる対象者だけであり，慢性疾患をもつ高齢者へのケアは十分ではない。BPSD（Behavioral and Psychological Symptoms of Dementia）を有する認知症高齢者はその範疇から外され，スティグマを貼られ，BPSDの状況によっては，介護施設も入所を見合わせるという事態も生じている（小木曽ら 2013；小木曽ら 2014）。2025年に向けた医療提供体制の中で，地域包括ケアシステムの整備がすすめられてはいるが，認知症に起因するBPSDにより日常生活上の困難が生じ，在宅での生活を継続することが難しい現状もあり，認知症に起因するさまざまな課題は後回しにされがちとなり，住み慣れた地域でその人らしく暮らすという当たり前の生活が認知症のBPSDによって阻害される。介護保険制度など社会資源も整いつつあるが，それを活用していくためには，高齢者本人だけでなく家族や関わる人びとに対しても意図的な介入が必要である。

　地域包括ケアシステムの要となる地域包括ケア病棟は，高度急性期病院等からの受け入れ（post-acute），在宅療養あるいは居住系介護施設等からの受け入れ（sub-acute），在宅復帰支援の3つの重要な機能を委ねられている（厚生労働省 2015）。地域包括ケア病棟は，急性期後の

受け入れをはじめとする地域包括ケアシステムを支える病棟の充実が求められていることから新たな評価を新設されたという経緯がある。この病棟が機能するためには従来の退院支援や退院調整という枠組みを超えて，さまざまな慢性疾患や加齢による心身機能の低下の特性を踏まえつつ，高齢者と家族も安心して退院後の生活が送れるように入院前からの状況を鑑み，退院後を見据えたシームレスケアが必要である。

　また，今後世界的な規模で認知症高齢者は増加し続けるという予測があり，認知症の問題を国家の最優先課題として位置づけ，高齢者のケア改革をすすめている国も多く，イギリスでは，2010年「認知症の人のための質的アウトカム：認知症の国家戦略の事業に基づいて（Quality outcomes for people with dementia: building on the work of the National Dementia Strategy）」により「総合病院におけるケアの質の向上」等が示されている（National Dementia Strategy 2013）。そのため，諸外国と同等に我が国においても高齢者に特化したシームレスケアの構築をすすめていく必要がある。

２．退院支援と退院調整

　退院支援とは，「患者・家族がこの先，病気をもちながらどのように生きていけばよいのか，療養の場所と生活の仕方を変えていかなければならないという大きな決断を余儀なくされている人々を包括的に支援するという機能である」（宇都宮ら 2012）。入院期間の短縮化により，急性期の治療の最中であっても，退院後はどの場所で生活をするのか，その方向性を定めていくことが求められている。入院のきっかけとなった主疾患の治癒の経過は予測がつく場合が多いが，認知症あるいは認知機能が低下している場合は，日常生活の中でさまざまな困難が生じ，また，BPSDによりケアの困難が増すことも多い。必要な点滴類も自己抜去してしまい，必要な治療をするために，身体拘束を行う現実もある。認知症であるがゆえに，身体拘束の意味が理解できず，より易怒や興奮に繋がるという負の連鎖が生じる。退院支援は入院後早期からはじめられるため，このような高齢者の姿を目にすることで，家族は，家に連れて帰ることができない，という思いが強くなり，転帰先を施設にすることも少なくはない。在宅での生活を再開するためには，高齢者本人の思いだけでなく，家族も在宅生活を望むことが必要となる。認知症である場合は，ルーチンワークで行われる退院支援では課題が多い。急性期病院における認知症看護の重要性も指摘されており，入院直後から看護師がどのように認知症高齢者に関わっていくのかが要である。その看護の実践によって，認知症があっても入院前のように穏やかに，療養生活を送れる可能が高まる。

　高齢者のシームレスケアのためには，高齢者の心身機能の状況を的確に把握することが重要であり，さまざまな方面からの情報を得ることが欠かせない。その情報収集には，ICFを用いることが重要となる。それらの情報をポジティブな側面から検討し，高齢者のニーズを的確に

捉えることが必要であり，高齢者のもてる力を見出せるようにケアをする側の見方を変化できる力が必要になる。

　高齢者が，治療が必要な急性期治療の中でも，その人らしさを大切にした看護が提供され，日々の生活が穏やかに送れることが，退院後の生活を想定する上で重要であり，高齢者に対するシームレスケアの第一歩となる。

　一方，退院調整とは「療養の場所と生活の仕方がある程度固まったところで具体的な社会資源につなげていくことである」（宇都宮ら 2012）。退院支援の結果，疾患の治癒あるいはコントロールが可能であり，認知機能にも支障がない場合は退院調整の必要はないが，認知機能が低下している場合は，何らかの退院調整が必要になる。その際，看護師として注意しなければならないのは，高齢者と家族が退院後の生活に全く不安を抱いていない場合であっても，退院調整が必要な場合が多々あるということである。高齢者や家族がニーズを感じていない場合でも，医療・福祉専門職や社会側が認めるある一定の水準に対して，何らかの乖離があるためニードとして認められる状態を normative need という。認知症の場合は，認知力低下のために高率に normative need の状態となる（小木曽 2010）。老老介護もあるが，近年では認認介護といって，介護者も認知症である場合もあり，そのような場合は他の家族への状況説明も重要となる。独居や高齢者世帯で，親戚などとの交流がない場合には，公的な社会資源との連携が重要になる。

　医療ソーシャルワーカー（Medical Social Worker，以下MSW）とは，主に医療機関において，高齢者が，地域で自立した生活を送ることができるよう，社会福祉の立場から，高齢者や家族の抱える心理的・社会的な問題の解決・調整を援助し，社会復帰の促進を図る専門職である。退院支援や退院調整では生活保護も視野に入れ保健・医療・福祉制度からのアプローチを担当することが多い。実際のケアという側面では，プライマリーナース（入院から退院まで一貫して担当する看護師）や退院調整看護師などがシームレスケアの実践を担うこととなる。認知症高齢者の場合は，入院の原因となった主疾患の治療が退院後も継続されるのみならず，認知症が生活全体に影響を及ぼし，介護が継続して必要となる。そのためには，従来の退院支援の枠組みを超えて，認知症高齢者をさまざまな方面から支援していく退院支援が求められる。

　退院支援看護師には，以下の6つの能力が示されている（文部科学省 2014）。
① 対象者を生活者として捉える能力
② 対象者のセルフケア能力と自己管理能力の維持・促進を支援する能力
③ 対象者を家族・キーパーソンも含めて支援する能力
④ 対象者の希望を軸として多職種連携を調整する能力
⑤ 社会資源の必要性のアセスメントと調整能力
⑥ 同僚看護師とともに成長していく能力

第2節　シームレスケアの3段階

1．入院（入所）時初期アセスメント（第1段階）
1）スクリーニング

　人的・物的資源も限られているため，退院支援・退院調整が必要な高齢者を入院後できるだけ早期に明らかにして，退院支援・退院調整を行う必要がある。入院期間の短縮化が強まっているため，第1段階のスクリーニングは，病棟のプライマリーナースが行うことが望ましい。リファレンスルート（退院支援・退院調整に繋がる方法）としては，高齢者や家族当事者から連絡があったり，医師や地域関係ルート（介護支援専門員）などの場合もあるが，高齢者の入院生活の状況を最もよく知るプライマリーナースがアセスメントすることにより，アウトリーチ型のシームレスケアに近づく。従来，退院支援や退院調整は高齢者や家族などの当事者の申請によってMSWが中心となって行っていた。現在も介護保険制度などさまざまな社会資源は，当事者が自ら声をあげないと使用できないという基本的な道筋がある。そのため，心身機能が低下しており社会資源の対象となるにもかかわらず，全くサービスを受けていないこともあり，その必要性を高齢者や家族が認識していない場合もある。ことに，認知症という疾患は家族にとっても受け入れがたく，日によって認知症の症状にばらつきがみられることも多く，その高齢者の最も身近な看護師でなければ，状況を正しくアセスメントできないという特性ももっている。

　シームレスケアが必要な対象はさまざまであり，その一例を下記に示す。なお，スクリーニングは，できるだけ入院早期に行うことが望ましい。

表2－1　該当する項目が1つでもあれば退院調整が必要

① 疾病に関すること	・特定疾患治療研究の対象疾患 ・継続的な医療行為（在宅酸素・経管栄養・ストーマ・吸引など） ・継続した通院治療（透析・外来での化学療法など） ・継続した薬物治療（インスリンなど） ・継続した食事療法（糖尿病など） ・継続したリハビリテーション ・終末期
② 障害に関すること	・身体障害者手帳を所有している場合 ・療育手帳（知的障害）を所有している場合 ・精神障害者保健福祉手帳を所有している場合 ・認知症と診断を受けている場合とそれに類似する場合
③ 日常生活に関すること	・ADLやIADLの低下があり，自立した日常生活が営めない場合（排泄・食事・入浴には必ず着目する）

第2節　シームレスケアの3段階

	・摂食・嚥下障害
④ 社会資源に関すること	・生活保護に関すること（受給者・無年金者） ・高額療養費助成制度の対象者 ・医療費の滞納がある場合 ・介護保険に関すること（要介護者等・利用対象の場合） ・自宅以外の転帰先
⑤ 家族の介護力	・介護者の健康上の問題（高齢・病弱・認知機能などの課題） ・認知症に対する理解（受容状況・知識） ・社会資源を活用する力 ・家族構成員の役割分担や役割を補う力 ・家族内の人間関係 ・住まいの環境状況 ・経済力

　それぞれの医療機関や病棟の特性によってスクリーニングシートが作成されているが、ここでは高齢者に対する入院初期のスクリーニングシートの一例を下記に示す。

表2-2　入院初期のスクリーニングシート

氏名	男　女	歳	介護度	要支援・要介護（　）・無
入院（転棟）となった日 平成　年　月　日	治療計画			
入院となった主疾患：				
既往歴：				
退院時予測される医療処置： 　1．自己注射（インスリン注射など）　　2．透析（血液透析や腹膜還流など） 　3．中心静脈栄養　　　　　　　　　　　4．自己導尿や膀胱留置 　5．酸素吸入療法や人工呼吸器療法　　　6．経管栄養（胃ろうや腸ろうなど） 　7．気管切開の処置　　　　　　　　　　8．痰吸引 　9．ストーマ（人工肛門や人工膀胱など）10．褥瘡などの処置 　11．その他（　　　　　　　　　　　　　　　　　　　　　　　　　　　　）				
本人の退院先に対する思い： 　自宅・他の病院・療養型病床・介護老人保健施設・特別養護老人ホーム・有料老人ホーム 　その他（　　　　　　　　　）				
家族の退院先に対する思い： 　自宅・他の病院・療養型病床・介護老人保健施設・特別養護老人ホーム・有料老人ホーム・介護医療院 　その他（　　　　　　　　　）				
入院前の住まい 　自宅・他の病院・療養型病床・介護老人保健施設・特別養護老人ホーム・有料老人ホーム・介護医療院 　その他（　　　　　　　　　）				

家族構成： 　独居・高齢者世帯・3世代世帯 　その他（　　　　　　　　　　　）	家族の介護力 　良好・まあまあ良好・普通・やや不良・不良

認知機能　　　　　診断有　　　　　診断無 認知症高齢者の日常生活自立度判定基準：Ⅰ・Ⅱa・Ⅱb・Ⅲa・Ⅲb・Ⅳ・M HDS-R（改訂長谷川式簡易知能評価スケール）：　　　点 BPSD（Behavioral and Psychological Symptoms of Dementia）に関すること：	

ADLとIADL
日常生活自立度（寝たきり度）：　J1・J2・A1・A2・B1・B2・C1・C2

ADL-20の評価項目と判定基準

1	基本的 ADL――起居移動（BADLm）	①（ベッド上）寝返り ②床からの立ち上がり・腰下ろし ③室内歩行（10mを目安とする） ④階段昇降（1階分を目安とする） ⑤戸外歩行	
2	基本的 ADL――身のまわり動作（BADLs）	⑥食事 ⑦更衣 ⑧トイレ ⑨入浴 ⑩整容 ⑪口腔衛生	
3	手段的 ADL（IADL）	⑫食事の準備 ⑬熱源の取り扱い ⑭財産管理 ⑮電話 ⑯自分の薬の管理 ⑰買い物 ⑱外出	
4	コミュニケーション ADL（CADL）	⑲意思の伝達 ⑳情報の理解	

注釈：日常生活動作・活動に関する判断基準
1）実用的時間内にできるか，できないかの判定を原則とする
2）本人，同居家族あるいは介護者より面接聴取し，内容的には日常観察に基づき判定し，直接テストを施行しなくとも良い
3）ADL能力判定基準の原則
　　3：完全自立，補助用具不要
　　2：補助具（杖，手すり，自助具）を利用して自立，監視不要
　　1：他者の監視下，または部分的介助を必要とする
　　0：他者の全面介助による

特記事項

出所）小澤利男ら編『高齢者の生活機能評価ガイド』医歯薬出版，2006, p.27より引用

2）過去（入院前）・現在・未来（退院後）の時間軸をもった情報収集

看護を展開する上で，高齢者の情報を得る際には，今の状況に主眼を置きがちであるが，シームレスケアの実践においては，過去（入院前）・現在・未来（退院後）の時間軸をもつことが求められる。情報を得る際にはそれらの時間軸での推移の状況も重要であり，高齢者・家族の生活を包括的に捉えることが重要となる。高齢者に対するシームレスケアのための情報収集の枠組みとしては，ICF を活用することが求められる。

3）退院支援

スクリーニングにより，支援が必要か否かを明らかにする最初の段階である。その後，退院支援を行う際には下記に示すことを確認し課題を明らかにすることが必要になる。退院支援は入院前の高齢者の生活状況を鑑み，高齢者や家族の思いや希望を踏まえて，退院後の未来に向かってのケアの方向性を高齢者・家族とともに考え，実現可能なケアの方向性を見つけ出していくプロセスである。高齢者や家族が語る内容だけでなく，専門職として生活機能を包括的に捉えていくことが重要である。

表2−3　高齢者と家族の意向を把握する

主な内容	確認すること
入院となった疾患及び既往歴に対する病状の認識	主疾患や既往歴の今後予測される病状についての理解度（高齢者と家族の認識の違いはないか）
入院中のADLと退院後の想定されるADL（食事・排泄・入浴）	入院中の生活様式と退院後の生活様式が異なるため，自宅の構造などの情報を収集する。また，入院まではどのような生活を送っていたのか，情報収集をする
継続される治療に対する理解	今後の治療についての理解度（高齢者と家族の認識の違いはないか）
認知症を抱えてどのように生活してきたか。今後はどのように生活したいか	認知症に起因する日常生活の困難（高齢者と家族の認識の違いはないか）。どのようなことは自分でできて，どのようなことは介助が必要なのか
高齢者が望む退院先と家族が望む退院先	医療者側が考える退院先と異なる場合もあり，その認識のずれはどこから生じているのかを明らかにしていくことが重要である。病状の理解がされていないことも多々ある。高齢者の意向に沿うためにも，家族の介護力をアセスメントし，どのような社会資源があればよいかを導き出す
社会資源の活用の意向	高齢者・家族が社会資源を知らない場合も多く，利用可能な社会資源の情報提供を行う

高齢者本人や家族が在宅での生活を望んでいても，想定されるADLの状態では，何らかの介入が必要な場合もある。そのため，事前に高齢者や家族から情報を収集し，療養の方向性を決定する時の参考にすることが望ましい。

表2-4　家屋評価の指標

トイレ	・居室からの距離（移動環境） ・戸（ドア）の種類 ・段差 ・便座の種類（和式・洋式） ・温水洗浄便座の有無 ・広さ ・手すり
浴室	・居室からの距離（移動環境） ・戸（ドア）の種類 ・段差 ・浴槽の種類（深さや広さなど，浴槽への出入りの方法） ・浴室の広さ（洗い場のスペース） ・椅子の種類 ・手すり
食堂	・居室からの距離（移動環境） ・広さ ・食卓の種類
廊下	・手すり ・広さ
居室	・どこの階なのか ・広さとベッドや家具などの配置 ・居室から生活空間への移動環境
屋外アクセス	・居室から玄関，玄関から室外への障害物（段差など）

　自宅の家屋の構造を踏まえた上で，日常生活が自力で行えるのか，あるいは福祉用具や住宅改修が必要なのかを事前にシュミレーションすることが望ましい。生活する上で不都合なことをすべて解消できないことも多く，その際には自宅へ戻ることも困難になる場合がある。高齢者向け施設を以下に示す。

表2-5　高齢者施設一覧

名称	対象者	概要
指定介護老人福祉施設（特別養護老人ホーム）	要介護3以上が原則	常時介護が必要であり，家庭での生活が困難な場合
介護老人保健施設	要介護1以上	病状が安定し，リハビリを中心とする医療的ケアと介護が必要な場合
認知症対応型共同生活介護（グループホーム）	認知症であり，要支援2以上	少人数で，生活支援を受けながら共同生活を送る
健康型有料老人ホーム	自立している人	生活支援サービス（買い物・食事など）を受けられる
介護付き有料老人ホーム	ホームによる	生活支援サービスと介護サービスが受けられる（介護サービスは委託先の事業者の場合もある）
住宅型有料老人ホーム	ホームによる	生活支援サービスと外部の介護サービスが受けられる

軽費老人ホーム（ケアハウス）	60歳以上で身体機能の低下がある場合	低額で生活支援サービスを受けられる
養護老人ホーム	65歳以上で，環境上・経済上の理由により在宅での生活が困難な場合	行政措置により入所
サービス付き高齢者向け住宅	高齢者世帯	バリアフリー住宅 安否確認や生活相談を受けられる
シルバーハウジング	高齢者世帯	高齢者向けの公的賃貸住宅 安否確認や生活相談を受けられる
小規模多機能型居宅介護	要支援1以上	施設への「通い」を中心として，短期間の「宿泊」や利用者の自宅への「訪問」を組み合わせ，日常生活上の支援や機能訓練を行う
複合型サービス（看護小規模多機能型居宅介護）	要介護1以上	施設への「通い」を中心として，短期間の「宿泊」や利用者の自宅への「訪問（介護）」に加えて，看護師等による「訪問（看護）」を行う
短期入所療養介護（ショートステイ）	要支援1以上	介護老人保健施設に短期間入所できる
短期入所生活介護（ショートステイ）	要支援1以上	指定介護老人福祉施設（特別養護老人ホーム）に短期間入所できる

出所）厚生労働省（2016）介護事業所・生活関連情報検索, https://www.kaigokensaku.jp/publish/ を参考に作成

2．退院（退所）に関わる課題の明確化と目標の共有化（第2段階）

　入院により生活機能が低下し，介護が必要になる場合や，入院による認知症の進行など，さまざまな事由で，退院調整が必要になる。退院したその日から介護サービスが必要な場合も多く，医療機関だけではなく，地域の多職種との退院前カンファレンスなどが重要となる。第1段階で，退院後どのような場所で過ごすのか方向性が定められるが，ここでは在宅へ転帰する場合に着目する。第2段階では，具体的な退院調整を実施し，高齢者と家族が退院後の生活をイメージでき，予測される課題に対してその対応方法を行えるレベルまでの調整が必要になる。

1）高齢者と家族の意向を確認する

　第1段階で療養の方向性を決定していても，高齢者と家族は気持ちのゆらぎが生じる。特に家族は，自宅へ戻ることは難しいのではと思うことも多々ある。現在のADLや認知力を総合的に判断し，高齢者や家族の思いを大切にしていくことが重要である。介護保険制度で活用できるサービスなどを紹介する。不安が強い場合は，退院前に外出や外泊などを行うことで，具体的な課題が見つかり，それに対応する方法をあらかじめ考える。

2）退院計画立案

　介護保険を使用している場合は，介護支援専門員からの情報も参考にして，退院までの課題，目標設定，退院後の介護サービスなども含めて，シームレスケアが実践できるよう計画立案する。高齢者と家族を中心に，プライマリーナース・地域連携の職員・介護支援専門員などさまざまな職種が同じ方向をもつためにも非常に役立つ。

表2-6　退院支援計画

氏名		男　女	歳	介護者　有（　　　　　　）・無
入院となった主疾患と療養に影響を及ぼす既往歴：				

退院による問題点や課題
- □退院先（高齢者と家族の意見の相違・理由　　　　　　　　　　　　　　　　　　　　　）
- □介護のこと　　□病状の不安　　□医療処置　　□経済面　　□家族
- □その他（　　　　　　　　　　　　　　　　　　　　　　　　　　　　　　　　　　　）

高齢者が希望する退院先
- □自宅（　　　　　　　　　　　　　　　　　　　　　　　　　　　　　　　　　　　　）
- □転院（　　　　　　　　　　　　　　）　□特別養護老人ホーム　　□介護老人保健施設
- □有料老人ホーム　　□グループホーム　　□ショートステイ（生活・療養）
- □その他（　　　　　　　　　　　　　　　　　　　　　　　　　　　　　　　　　　　）

家族が希望する退院先
- □自宅（　　　　　　　　　　　　　　　　　　　　　　　　　　　　　　　　　　　　）
- □転院（　　　　　　　　　　　　　　）　□特別養護老人ホーム　　□介護老人保健施設
- □有料老人ホーム　　□グループホーム　　□ショートステイ（生活・療養）
- □その他（　　　　　　　　　　　　　　　　　　　　　　　　　　　　　　　　　　　）

医療の状況

	入院前の状況	現在の状況	退院後に目指す状況
内服管理	□本人　□家族　□他	□本人　□家族　□他	
食事療法	□本人　□家族　□他	□本人　□家族　□他	
経管栄養	□本人　□家族　□他	□本人　□家族　□他	
痰吸引	□本人　□家族　□他	□本人　□家族　□他	
その他（　　　）	□本人　□家族　□他	□本人　□家族　□他	

生活状況

	入院前の状況	現在の状況	退院後に目指す状況
認知 意思の伝達	□問題なし □やや困難　□困難	□問題なし □やや困難　□困難	
情報の理解	□問題なし □やや困難　□困難	□問題なし □やや困難　□困難	
精神状態	□幻聴・幻覚 □妄想 □昼夜逆転	□幻聴・幻覚 □妄想 □昼夜逆転	
BPSD	□易怒・興奮 □拒薬・拒食・拒否 □暴力（行動的攻撃） □不潔行為	□易怒・興奮 □拒薬・拒食・拒否 □暴力（行動的攻撃） □不潔行為	
その他			
食事 買い物・調理	□可能　□不可 □介助（　　　　）	□可能　□不可 □介助（　　　　）	
配膳・下膳・片付け	□可能　□不可 □介助（　　　　）	□可能　□不可 □介助（　　　　）	
食事摂取	□自立　□見守り □一部介助　□全介助	□自立　□見守り □一部介助　□全介助	

第2節　シームレスケアの3段階

排泄 排泄場所	□トイレ □ポータブルトイレ □ベッド上	□トイレ □ポータブルトイレ □ベッド上	
排泄用具	□なし　□パッド □オムツ（　　　　　） □尿器　□カテーテル □自動排泄処理機	□なし　□パッド □オムツ（　　　　　） □尿器　□カテーテル □自動排泄処理機	
排泄行為	□自立　□見守り □一部介助　□全介助	□自立　□見守り □一部介助　□全介助	
清潔 入浴場所	□自宅 □施設（　　　　　）	□自宅 □施設（　　　　　）	
入浴行為	□自立　□見守り □一部介助　□全介助	□自立　□見守り □一部介助　□全介助	
口腔ケア	□自立　□見守り □一部介助　□全介助	□自立　□見守り □一部介助　□全介助	
更衣行為	□自立　□見守り □一部介助　□全介助	□自立　□見守り □一部介助　□全介助	
掃除	□自立　□見守り □一部介助　□全介助	□自立　□見守り □一部介助　□全介助	
洗濯	□自立　□見守り □一部介助　□全介助	□自立　□見守り □一部介助　□全介助	
移動 起き上がり	□自立　□見守り □一部介助　□全介助	□自立　□見守り □一部介助　□全介助	
立ち上がり	□自立　□見守り □一部介助　□全介助	□自立　□見守り □一部介助　□全介助	
移乗方法	□独歩　□杖歩行 □伝い歩き　□歩行器 □車いす　□そのほか	□独歩　□杖歩行 □伝い歩き　□歩行器 □車いす　□そのほか	
移乗行為	□自立　□見守り □一部介助　□全介助	□自立　□見守り □一部介助　□全介助	
経済状況			
	入院前の状況	現在の状況	退院後に目指す状況
経済的問題	□問題なし □やや困難　□困難	□問題なし □やや困難　□困難	
生活保護	□あり　□なし	□あり　□なし	
介護認定	□あり（支援1・2 介護1・2・3・4・5） □申請中 □なし	□あり（支援1・2 介護1・2・3・4・5） □申請中 □なし	
障害者手帳	□肢体（　　　級） □療育（　　　級） □精神（　　　級） □なし	□肢体（　　　級） □療育（　　　級） □精神（　　　級） □なし	

退院後の社会資源（自宅の場合）
□訪問介護　□訪問看護　□訪問入浴　□訪問リハビリ　□デイサービス　□デイケア
□療養通所介護　□認知症対応型通所介護
□福祉用具貸与（　　　　　　　）　□特定福祉用具販売（　　　　　　　）　□住宅改修（　　　　　）

表2-7 介護保険制度による在宅サービス

種類	対象者	内容
訪問介護	要支援1以上	訪問介護員（ホームヘルパー）による，食事・排泄・入浴などの介護（身体介護）や，掃除・洗濯・買い物・調理などの生活の支援（生活援助）
訪問看護	要支援1以上	看護師などが疾患のある利用者の自宅を訪問し，主治医の指示に基づいて療養上の世話や診療の補助を行う
訪問入浴	要支援1以上	看護職員と介護職員が利用者の自宅を訪問し，持参した浴槽による入浴の介護
訪問リハビリ	要支援1以上	理学療法士，作業療法士，言語聴覚士などが利用者の自宅を訪問し，心身機能の維持回復や日常生活の自立に向けたリハビリテーションを行う
夜間対応型訪問介護	要支援1以上	夜間帯に訪問介護員（ホームヘルパー）が利用者の自宅を訪問する．「定期巡回」と「随時対応」の2種類ある
定期巡回・随時対応型訪問介護看護	要支援1以上	定期的な巡回や随時通報への対応など，利用者の心身の状況に応じて，24時間365日必要なサービスを必要なタイミングで柔軟に提供
通所介護（デイサービス）	要支援1以上	食事や入浴などの日常生活上の支援や，生活機能向上のための機能訓練や口腔機能向上サービスなどを日帰りで提供
通所リハビリ（デイケア）	要支援1以上	通所リハビリテーションの施設（老人保健施設，病院，診療所など）に通い，食事や入浴などの日常生活上の支援や，生活機能向上のための機能訓練や口腔機能向上サービスなどを日帰りで提供
療養通所介護	要介護1以上	常に看護師による観察を必要とする難病，認知症，脳血管疾患後遺症等の重度要介護者又はがん末期高齢者を対象にした通所型のサービス
認知症対応型通所介護	要支援1以上	認知症の利用者を対象にした専門的なケアを提供する通所型のサービス
福祉用具貸与	要支援1以上	利用者の心身の状況，希望及びその生活環境等をふまえ，適切な福祉用具を選ぶための援助・取り付け・調整などを行い，福祉用具を貸与
特定福祉用具販売	要支援1以上	入浴や排泄に用いる，貸与になじまない福祉用具を販売（自動排泄処理装置の交換可能部品など）
住宅改修	要支援1以上	利用者の生活状況に合わせ，工事を伴う住宅の改修

出所）厚生労働省（2016）介護事業所・生活関連情報検索, http://www.kaigokensaku.jp/publish/を参考に作成

3．退院（退所）後の継続した支援へ繋ぐ（第3段階）

　高齢者にとっては，入院生活から住み慣れた自宅であってもまた施設へ住まいの場を変えることは，大きなストレスとなり，認知症では生活環境の変化によって，BPSDを招くこともある。シームレスケアの実践のためにも，退院後の高齢者と家族の生活状況を評価し，必要な支

第2節 シームレスケアの3段階

援があれば，調整をしていくことも必要となる。地域で高齢者が暮らすためには，さまざまな専門職の支援が重要となる。

1）多職種によるカンファレンス（情報共有）

シームレスケアの実践のためには，高齢者と家族を中心とした多職種による退院前のカンファレンスが重要となる。高齢者の転帰先の状況に応じて，高齢者と家族に関わる職種が集まり，安心して穏やかな生活を営めるように，情報の共有と具体的な支援内容を調整する。退院前カンファレンスを実施する際に，高齢者や家族の情報をもっとも認識しているのはプライマリーナースであるため，開催する時期や関連するであろう他機関とカンファレンス構成員選出などにおいても，中心となる役割を担う。その事前の情報として，高齢者と家族の意向を基に立案される退院に対する計画で，シームレスな療養生活の方向性を明らかにしておくことが重要となる。

表2－8 退院へ向けての多職種によるカンファレンスの例（介護保険制度を利用する在宅の場合）

参加者	高齢者・家族：高齢者や家族（主介護者及びキーパソン ※主介護者とキーパンソンが異なる場合はその両者の出席が望ましい） 病院：医師，病棟看護師（プライマリーナースが望ましい），退院調整看護師（地域連携室など），MSW，理学療法士，作業療法士，薬剤師，栄養士，など 地域：介護支援専門員，かかりつけ医（看護師も），訪問看護師，地域包括支援センターの職員，デイケア職員，住宅改修・福祉用具のレンタルなどの業者
内容	1）出席者の紹介 2）入院時の主な病状の経過 3）現在の日常生活の自立度と必要な支援内容 4）病状・予後についての説明と支援対象者・家族の理解 5）在宅療養の方針やリハビリテーションの方針 6）退院後の受診先（または訪問診療医） 7）在宅療養の方針やリハビリテーションの方針 8）在宅での薬剤管理・服薬指導 9）家族への医療処置，介護方法の指導状況及び家族の習得状況 10）今後の課題 11）在宅療養におけるリスクと予防策，対応策 12）緊急時の体制＊ 13）在宅生活の目標となる必要なサービス 14）（必要に応じて）在宅の限界点（再入院または施設入所を検討する状況） 15）病院スタッフへの質問 16）在宅生活を支えるスタッフへの質問 　＊退院前に，緊急連絡先・連絡方法・移送方法などを，支援対象者・家族・在宅生活を支えるスタッフ間で確認し，連絡先一覧を共有しておくことも重要（緊急時として，容態の急変，家族の健康上の問題，医療機器のトラブル，災害時などが想定される）
記録	カンファレンスで話し合われた内容については，記録を作成し，高齢者・家族を含めて関連する機関に配布し，共有化を図る。なお，この記録に基づいて，退院後のモニタリングも行う（カンファレンスでの方向性の検証，シームレスケアの実践の評価）

出所）福岡市（2015）退院時連携の基本的な進め方の手引き，
　http://www.city.fukuoka.lg.jp/data/open/cnt/3/48571/1/sintebiki.pdf を一部修正して引用

表2-9　カンファレンスの記録

院内	担当医（診療科　　　　　　氏名　　　　　　　　　　　　）
	病棟看護師（氏名　　　　　　　　　　　　　　　　　　）
	リハビリ（氏名　　　　　　　　　　　　　　　　　　　）
	ＭＳＷ（氏名　　　　　　　　　　　　　　　　　　　　）
	（職種　　　　　　氏名　　　　　　　　　　　　　　　）

本人・家族の希望や不安

希望や不安	

退院後の療養生活に係わる注意点・確認事項・課題

食事（　　　　　　　　　　　　　　　　　　　　　　　　　　）
排泄（　　　　　　　　　　　　　　　　　　　　　　　　　　）
清潔（　　　　　　　　　　　　　　　　　　　　　　　　　　）
服薬（　　　　　　　　　　　　　　　　　　　　　　　　　　）
住居環境（　　　　　　　　　　　　　　　　　　　　　　　　）
福祉用具等利用（　　　　　　　　　　　　　　　　　　　　　）
移動・動作（　　　　　　　　　　　　　　　　　　　　　　　）
医療処置と急変時の対応（　　　　　　　　　　　　　　　　　）
外来受診（受診先と頻度　　　　　　　　　　　　　　　　　　）
家族・介護者（　　　　　　　　　　　　　　　　　　　　　　）
関係機関の役割確認（　　　　　　　　　　　　　　　　　　　）
その他（　　　　　　　　　　　　　　　　　　　　　　　　　）

院外	かかりつけ医（医療機関名　　　　　　　氏名　　　　　　）
	かかりつけ歯科医（医療機関名　　　　　氏名　　　　　　）
	訪問薬剤師（薬局名　　　　　　　　　　氏名　　　　　　）
	訪問看護ステーション（ステーション名　　　　氏名　　　）
	（ステーション名　　　　氏名　　　）
	ケアマネジャー（事業所名　　　　　　　氏名　　　　　　）
	職種　　　　　　事業所名　　　　　　　氏名
	職種　　　　　　事業所名　　　　　　　氏名

本人・家族	氏名　　　　続柄　本人	氏名　　　　続柄
	氏名　　　　続柄	氏名　　　　続柄
	氏名　　　　続柄	氏名　　　　続柄

＊キーパーソンには印をつける。

出所）東京都福祉保健局（2016）：東京都退院支援マニュアル平成28年3月改訂版，
http://www.fukushihoken.metro.tokyo.jp/iryo/sonota/zaitakuryouyou/taiinnshienn.files/taiinn1.pdf を一部修正して引用

2）退院後へ向けてケアを繋ぐ

　高齢者と家族が安心して退院後の生活を送るためには，入院中に実施されていたケアを繋ぐことが必要であり，その実際の要はプライマリーナースである。従来も経管栄養や在宅酸素療法などの医療的ケアが必要な高齢者に対しては，訪問看護や転帰先の医療機関や施設の看護師との連携を行っていたが，認知症である場合も，日常生活に着目したシームレスケアの実践をめざし，互いにケアの方針やその方法について話し合う機会をもち，協働していくことが求められる。

　認知症である場合は，自分自身のニーズを言葉として他者へ伝えにくく，BPSDはケアする側がどのように関わるのかということに左右される。たとえ住み慣れた我が家であっても，療養の場が変わるということは，大きな環境変化であり，ストレスを受けることになる。そのため，人的環境を整えていく手だてを最大限尽くさなければならない。シームレスケアにおいては，地域への情報提供は重要であり，その情報を基に介護サービスの内容も検討されることが望ましい。

☆**訪問看護**：プライマリーナース一人が，訪問看護が必要かどうかの判断をするのではないが，入院中の高齢者の状況をもっともよく認識している医療専門職である。訪問看護の必要性があると判断される場合は，カンファレンスだけでなく，実際に入院中のケアの状況を把握してもらうなど情報を提供し，連携を密にすることが望ましい。

☆**かかりつけ医**：入院していた医療機関がかかりつけ医の場合もあるが，いずれにしても，退院後は，地域のかかりつけ医が継続的な医学的管理を行うことになる。退院時の回復のレベルや療養上課題になることを入院中に明らかにしておき，かかりつけ医・訪問看護だけでなく，高齢者や家族にも認識をしてもらい，療養生活に関わるさまざまな職種が共有することが重要となる。

☆**地域包括支援センター**：介護保険法で定められた，地域住民の保健・福祉・医療の向上，虐待防止，介護予防マネジメントなどを総合的に行う機関である。介護保険サービスを利用していない場合あるいは要支援の場合は，入院中から連携を図ることが望ましい。介護保険制度利用においては，要介護の方であっても困難事例への支援も行い，高齢者への総合相談窓口の機能もある。

☆**行　政**：介護保険制度をはじめ，医療費の公費負担や保健・医療・福祉サービスの多くが保健所や市町村が申請・相談の窓口になっている。その中で，保健所や市町村の保健師は，地域住民の健康の保持増進に対する支援のマネジメントを行う。

☆**介護支援専門員**：介護保険制度にて要介護である場合は，介護支援専門員がケアマネジメントを行い，ケアプランを作成する。入院から退院への移行をスムーズにするためには，医療機関に入院中から，退院調整にも加わっていくことが必要である。また，入院前か

ら介護保険制度を利用している場合もあり，入院中の状況をプライマリーナースとともに，情報共有し，退院後の生活への移行をすすめていく必要がある。これらの実践がシームレスケアとなる。認知症においては，日常生活の困難が，短時間の面会では把握できないことも多く，ベッドサイドに一番近いプライマリーの看護師と介護支援専門員の連携が要となる。

表2−10 地域への情報提供シート（看護サマリーシート） 退院時に必要な情報

1．氏名　　　　　　　　　男・女　　　　　　生年月日（年齢　　　）
2．住所（現住所と訪問先が異なる場合，明記する）　　連絡先
3．病名　　　　　　　　　　　　既往症
4．今回の入院に至った病状と入院における病状経過（治療経過）
5．今後の方針（医師からの説明内容，告知の有無含む）
6．医師の説明に対する受けとめや病気の理解 　本人：　　　　　　　　　　　　　家族：
7．希望する最期の場所 　本人：　　　　　　　　　　　　　家族：
8．入院前の状況と変化した点　（入院前　　　⇒現在　　　　） 　・自立度　　　　・認知度
9．継続する課題 　（1）身体機能障害（麻痺，拘縮，言語，視覚，聴覚，嚥下，他） 　（2）認知障害，意思の疎通 　（3）感染症，アレルギー，禁忌 　（4）栄養状態，嚥下機能，食事・水分制限の有無，体重の増減，歯・口腔の状態 　（5）皮膚の状況（スキントラブル，褥瘡など） 　（6）排便コントロール（摘便の要否，最終排便日など）
10．家庭環境 　（1）介護状況：・単身，介護者，介護協力者，キーパーソン　・介護力，介護可能な時間 　（2）家屋環境：・戸建，集合住宅　　・エレベーターの有無　・トイレ　・ベッド　・手すり
11．ADL・IADL及びセルフケア能力：自立か，要介助かを明記 　（1）ADL：食事，排泄（トイレ，Pトイレ，オムツ），保清（入浴，シャワー浴，清拭），寝返り，座位，立位，歩行，移乗・移動 　（2）IADL：家事，意欲，金銭管理など 　（3）内服の管理能力（具体的に確認する） 　（4）リハビリの状況と目標や考慮すべきこと（杖や補装具の使用など） 　（5）介護者による介護方法の達成状況
12．継続する医療及び医療処置 　（1）経管栄養（胃ろう・腸ろう・食道ろう・経鼻，栄養剤，量，注入時間，注入方法，カテーテルの種類やサイズ） 　　HPN（輸液内容，量，間歇か持続か，ポンプメーカー） 　　点滴（末梢，CV，CVポート，内容，量） 　　インスリン注射（薬剤名，量，時間，BS値） 　　尿留置カテーテル（経尿道・膀胱ろう・腎ろう，カテーテルの種類，サイズ，交換頻度と次回の交換日） 　　ドレーン管理（挿入部，包交頻度，通常の排液量） 　　疼痛管理（薬剤名，量，内服時間，貼付剤等交換時間，持続皮下注，レスキューの使用頻度） 　　気管切開（永久気管孔，カニューレの種類，交換頻度） 　　人工呼吸器（機種，設定，回路交換者） 　　在宅酸素（流量，時間，機種，携帯ボンベの有無）

ストマ，ウロストミー（部位，使用装具の詳細，交換頻度） 　　透析（血液・腹膜，時間，透析液濃度，機器メーカー） 　　褥瘡（部位，処置内容） 　　吸引（吸引頻度） （2）誰が医療管理を行うのか（誰に指導したか） 　　どこまで指導できているか，その達成度はどうか （3）今後の医療管理を担う所はどこか 　・カテーテル交換等はどこの医療機関で行うか，次の交換予定日はいつか 　・医療材料，衛生材料の準備，手配状況 　・在宅療養指導管理料は，どこの医療機関が算定か，訪問看護指示書との関係はどうか
13．今後の医療的サポートについて 　・病院受診時の科と主治医は誰か，退院後のフォロー窓口はどこか 　・今後かかりつけ医に依頼するか，介入予定のかかりつけ医はどこか 　・訪問看護ステーションはどこか 　・病状急変時の受け入れ病院はどこか 　・災害時に備えた対応
14．その他利用する必要性のあるサポート 　　リハビリテーション，薬局，訪問介護，福祉用具など
15．保険，公費情報 　　要介護度，難病，身体障害，生活保護など

出所）東京都福祉保健局：東京都退院支援マニュアル平成28年3月改訂版，
http://www.fukushihoken.metro.tokyo.jp/iryo/sonota/zaitakuryouyou/taiinnshienn.files/taiinn1.pdfを一部修正して引用

3）モニタリング

　退院調整を行い，高齢者は在宅での生活を再開するが，入院中には予期できなかった新たな課題が生じる場合もある。入院中はいつでも看護師が傍におり，不都合がある時にはすぐに手助けを求めることができたのであるが，在宅では，高齢者と家族は心細さを感じることもある。

　地域医療連携室や地域包括ケア病棟などでは退院調整看護師が配置されているが，そうでない場合は病棟のプライマリーナースが退院数日後に，生活状況をモニタリングする。モニタリングの実践方法は状況によって異なるが，高齢者や家族に直接電話をしたり，訪問看護師や介護支援専門員などから情報を得る場合もある。これらの情報はシームレスケアの評価にも役立つ。モニタリングは新たな課題が生じた場合には，速やかに対応できるということだけでなく，高齢者や家族が安心して在宅生活を送れるという効果も併せもつ。

　退院した高齢者が，再度入院することがないように，できるだけ在宅での生活が継続できるように，外来でのシームレスケアも重要となる。どのような医療的管理が必要であるかによって，受診の頻度は異なるが，退院後最初の受診では表2－11のようなモニタリングを実施する。特に，訪問看護を利用していない場合は，医療的管理が指導されたように実施できているかどうかを把握することは重要となる。また，生活機能・精神機能・認知機能を客観的にアセスメントし，必要な社会資源と結びつける役割も担う。高齢者と家族の不安が軽減されるように支援していくことが必要である。

第2章 高齢者に対するシームレスケアのあり方

表2-11 モニタリングの実際

氏名		男　女	歳　介護者　有（　　　　　　）・無	
医療の状況				
		退院時の状況	年　月　日 （1か月後）	年　月　日 （3か月後）
内服管理		□本人　□家族　□他	□本人　□家族　□他	□本人　□家族　□他
食事療法		□本人　□家族　□他	□本人　□家族　□他	□本人　□家族　□他
経管栄養		□本人　□家族　□他	□本人　□家族　□他	□本人　□家族　□他
痰吸引		□本人　□家族　□他	□本人　□家族　□他	□本人　□家族　□他
その他 （　　　）		□本人　□家族　□他	□本人　□家族　□他	□本人　□家族　□他
生活状況				
		退院時の状況	年　月　日 （1か月後）	年　月　日 （3か月後）
認知 意思の伝達		□問題なし □やや困難　□困難	□問題なし □やや困難　□困難	□問題なし □やや困難　□困難
情報の理解		□問題なし □やや困難　□困難	□問題なし □やや困難　□困難	□問題なし □やや困難　□困難
精神状態		□幻聴・幻覚 □妄想 □昼夜逆転	□幻聴・幻覚 □妄想 □昼夜逆転	□幻聴・幻覚 □妄想 □昼夜逆転
BPSD		□易怒・興奮 □拒薬・拒食・拒否 □暴力（行動的攻撃） □不潔行為	□易怒・興奮 □拒薬・拒食・拒否 □暴力（行動的攻撃） □不潔行為	□易怒・興奮 □拒薬・拒食・拒否 □暴力（行動的攻撃） □不潔行為
その他				
食事 買い物・調理		□可能　□不可 □介助（　　　　）	□可能　□不可 □介助（　　　　）	□可能　□不可 □介助（　　　　）
配膳・下膳・片付け		□可能　□不可 □介助（　　　　）	□可能　□不可 □介助（　　　　）	□可能　□不可 □介助（　　　　）
食事摂取		□自立　□見守り □一部介助　□全介助	□自立　□見守り □一部介助　□全介助	□自立　□見守り □一部介助　□全介助
排泄 排泄場所		□トイレ □ポータブルトイレ □ベッド上	□トイレ □ポータブルトイレ □ベッド上	□トイレ □ポータブルトイレ □ベッド上
排泄用具		□なし　□パッド □オムツ（　　　　） □尿器　□カテーテル □自動排泄処理機	□なし　□パッド □オムツ（　　　　） □尿器　□カテーテル □自動排泄処理機	□なし　□パッド □オムツ（　　　　） □尿器　□カテーテル □自動排泄処理機
排泄行為		□自立　□見守り □一部介助　□全介助	□自立　□見守り □一部介助　□全介助	□自立　□見守り □一部介助　□全介助
清潔 入浴場所		□自宅 □施設（　　　　）	□自宅 □施設（　　　　）	□自宅 □施設（　　　　）
入浴行為		□自立　□見守り □一部介助　□全介助	□自立　□見守り □一部介助　□全介助	□自立　□見守り □一部介助　□全介助

口腔ケア	□自立　□見守り □一部介助　□全介助	□自立　□見守り □一部介助　□全介助	□自立　□見守り □一部介助　□全介助
更衣行為	□自立　□見守り □一部介助　□全介助	□自立　□見守り □一部介助　□全介助	□自立　□見守り □一部介助　□全介助
掃除	□自立　□見守り □一部介助　□全介助	□自立　□見守り □一部介助　□全介助	□自立　□見守り □一部介助　□全介助
洗濯	□自立　□見守り □一部介助　□全介助	□自立　□見守り □一部介助　□全介助	□自立　□見守り □一部介助　□全介助
移動 起き上がり	□自立　□見守り □一部介助　□全介助	□自立　□見守り □一部介助　□全介助	□自立　□見守り □一部介助　□全介助
立ち上がり	□自立　□見守り □一部介助　□全介助	□自立　□見守り □一部介助　□全介助	□自立　□見守り □一部介助　□全介助
移乗方法	□独歩　□杖歩行 □伝い歩き　□歩行器 □車いす　□そのほか	□独歩　□杖歩行 □伝い歩き　□歩行器 □車いす　□そのほか	□独歩　□杖歩行 □伝い歩き　□歩行器 □車いす　□そのほか
移乗行為	□自立　□見守り □一部介助　□全介助	□自立　□見守り □一部介助　□全介助	□自立　□見守り □一部介助　□全介助
経済状況			
	退院時の状況	年　月　日 （1か月後）	年　月　日 （3か月後）
経済的問題	□問題なし □やや困難　□困難	□問題なし □やや困難　□困難	□問題なし □やや困難　□困難
生活保護	□あり　□なし	□あり　□なし	□あり　□なし
介護認定	□あり（支援1・2 介護1・2・3・4・5） □申請中 □なし	□あり（支援1・2 介護1・2・3・4・5） □申請中 □なし	□あり（支援1・2 介護1・2・3・4・5） □申請中 □なし
障害者手帳	□肢体（　　　級） □療育（　　　級） □精神（　　　級） □なし	□肢体（　　　級） □療育（　　　級） □精神（　　　級） □なし	□肢体（　　　級） □療育（　　　級） □精神（　　　級） □なし
その他			

＜引用文献＞

宇都宮宏子・長江弘子ら『退院支援・退院調整ステップアップQ＆A』日本看護協会出版会，2012：5

小木曽加奈子『医療職と福祉職のためのリスクマネジメント―介護・医療サービスの向上を視野に入れて』学文社，2010：54

小木曽加奈子・田村俊章ら「三重県の介護事業所におけるBPSDがある認知症高齢者の受け入れと職務環境整備の関係」『中部社会福祉学研究』4，2013：1-10

小木曽加奈子・山下科子ら「AHP理論に基づいたBPSDサポート尺度作成における検討」『地域福祉サイエンス1』2014：147-152

小澤利男ら編『高齢者の生活機能評価ガイド』医歯薬出版，2006：27

厚生労働省「国際生活機能分類―国際障害分類改訂版」（日本語版）の厚生労働省ホームページ掲載について，https://www.mhlw.go.jp/houdou/2002/08/h0805-1.html（2016.5.23閲覧）

厚生労働省「地域包括ケアシステム」，

https://www.mhlw.go.jp/stf/seisakunitsuite/bunya/hukushi_kaigo/kaigo_koureisha/chiiki-houkatsu/（2016.5.23閲覧）

厚生労働省：地域包括ケア病棟,
https://www.mhlw.go.jp/file/06-Seisakujouhou-12400000-Hokenkyoku/0000039380.pdf（2015.6.15閲覧）

厚生労働省：介護事業所・生活関連情報検索, https://www.kaigokensaku.jp/publish/（2016.6.15閲覧）

東京都福祉保健局：東京都退院支援マニュアル平成28年3月改訂版,
http://www.fukushihoken.metro.tokyo.jp/iryo/sonota/zaitakuryouyou/taiinnshienn.files/taiinn1.pdf（2016.5.23閲覧）

National Dementia Strategy, http://www.dh.gov.uk/en/SocialCare/NationalDementiaStrategy/index.htm（2016.5.23閲覧）

福岡市：退院時連携の基本的な進め方の手引き,
http://www.city.fukuoka.lg.jp/data/open/cnt/3/48571/1/sintebiki.pdf（2016.6.13閲覧）

一般看護師領域 キャリアレベル・ミドル（Ⅲ）退院支援看護師育成プログラム「希望を地域へつなぐ」http://ai-ti-waza.tokudainurse.jp/data/news/achievement/2015/1_14247668760027.pdf（2016.6.16閲覧）

第3章

ICFの概念とその活用

第1節　ICFの概念と定義

1. ICFが導入された背景

　社会の変化とともに，人びとの生き方に対する思考も変化し続けている。完治することが期待できない疾患もあり，生活習慣病をはじめ多くの疾患は，何らかの継続的なケアが生涯にわたり必要になることがあることも周知されつつある。たとえば，慢性的なインスリンの作用不足が生じる糖尿病は，運動・食事に対する留意やその疾患の種類や症状により薬物療法も必要となる。糖尿病は，さまざまな類型に分類されるが，完治する場合は少なく，生涯にわたってケアが必要になる。創傷や感染症が多くを占めていた疾病構造から，糖尿病をはじめとする長い間付き合っていかなくてはならない疾患が多くなっている。そのため，完治するために治療するということでなく，できるだけ今の状態を維持・あるいは向上させて，日々の暮らしを豊かにすることにケアの主眼がおかれつつある。日々の暮らしのQOLの維持・向上をめざした生き方を支援するために，その人を中心として，さまざまな方面から生活環境を整えていくことが求められる。

　2001年，世界保健機構（WHO）は，すべての人を捉えるさまざまな職種の共通用語として，「国際生活機能分類（International Classification of Functioning, Disability and Health，以下ICF）」を提唱した。ICF分類の目的は「健康状況と健康関連状況を記述するための，統一的で標準的な言語と概念的枠組みを提供すること」である（障害者福祉研究会編 2003）。ICFによる生活機能とは心身機能，構造，活動，参加の全てを含む包括用語である。ICFは更に環境因子を含んでおり，さまざまな構成概念と相互作用するという考え方である。ICFは対象者のさまざまな領域における個人の生活機能，障害，及び健康について記録するのに役立つものである。ICFが取り扱うのは，広く健康に関連する範囲であり，社会経済的要因にかかわる人種や性別（ジェンダーなど）は，範囲ではない。また，ICFは障害がある人だけに関するものではなく，あらゆる健康状態に関連した健康状況や健康関連状況がその範疇となるため，ICFの対象は普遍的である（障害者福祉研究会編 2003）。

　国や地域を超えて，人びとは生活の場を広げており，グローバルな視点で情報を共有する必要性が強まっている。そのため，ICFは，健康に関する幅広い情報を，コード化するための枠組みが提供されており，健康と保健に関する諸専門分野や諸科学分野に対して，国際的な情報

交換を可能とする共通用語として存在する。国や地域，専門職という垣根を超えたその人の生活を支える視点での枠組みをもっていることが特徴である。

2. ICFの構成要素

ICFの構成要素に関連した定義を表3-1に示す。また，それぞれの構成要素はさまざまな領域とカテゴリーから成立する。表3-2にICFの概観を示す。従来の考え方から飛躍しているのは，この構成要素に「環境因子」があることである。心身機能の低下がさまざまな医学的見解から，回復することが難しいと判断させることも多く，その場合の心身機能の低下を補うさまざまな生活環境が必要になる。また，私たちはいろいろな人たちからの支援を受けて，ある時は辛い気持ちや寂しい気持ちを和らげ，一歩を踏み出すこともできる。ケアされる側とケアする側の関係性も非常に重要であることをICFは私たちに教えてくれている。

表3-1 ICFの構成要素に関連した定義

定義
健康との関連において **心身機能**（body functions）とは，身体系の生理的機能（心理的機能を含む）である。 **身体構造**（body structures）とは，器官・肢体とその構成部分などの，身体の解剖学的部分である。 **機能障害**（構造障害を含む）（impairments）とは，著しい変異や喪失などといった，心身機能または身体構造上の問題である。 **活動**（activity）とは，課題や行為の個人による遂行のことである。 **活動制限**（activity limitations）とは，個人が活動を行うときに生じる難しさのことである。 **参加制約**（participation restrictions）とは，個人が何らかの生活・人生場面に関わるときに経験する難しさのことである。 **環境因子**（environmental factors）とは，人々が生活し，人生を送っている物的な環境や社会環境，人々の社会的な態度による環境を構成する因子のことである。

出所）障害者福祉研究会編『ICF国際生活機能分類—国際障害分類改訂版』中央法規，2003，p.9より引用

心身機能の低下をもたらしている疾患の治癒が期待できる場合は，従来から医療現場で使用することが多い医学モデルを用いてアセスメントを行うことができる。症状を個人の問題として捉え，療養上の制約などを中心として具体的なケアを考える。その症状は治療やリハビリテーションを必要としているため，専門職によるよりよい治療の継続に主眼が置かれ，たとえば，左片麻痺の場合に，自力歩行ができるようにリハビリテーションを充実させるなどである。ケアの主体はリハビリテーションを中心として介入を行うことになる。

一方，社会福祉系の分野では社会モデルを用い，障害によって生じている課題を，社会的な側面から捉えアセスメントを行うことが多い。障害によって引き起こされる活動制限や参加制

第1節　ICFの概念と定義

約は，環境の調整によって，改善されるという考え方である。たとえば前述した左片麻痺の場合に，自力での歩行が難しい状況であれば，車いすなどを用いることにより，その人の行動が拡大できると考え，その人に合った福祉用具や住宅改修に主眼が置かれる。

　ICFにおいては，利用者の健康状態に関連した健康状況や健康関連状況がその範疇となるため，医学モデルと社会モデルの統合が必要となる。「ICFは分類であり，生活機能や障害の『過程』をモデル化するものではない」（障害者福祉研究会編 2003）。生活機能を反映できる生活行動モデルの活用など，ひとつのモデルに固着することなく，それぞれの状況に応じてアセスメントしていくことが求められる。

表3－2　ICFの概観

	第1部：生活機能と障害		第2部：背景因子	
構成要素	心身機能 身体構造	活動・参加	環境因子	個人因子
領域	心身機能 身体構造	生活・人生領域（課題，行為）	生活機能と障害への外的影響	生活機能と障害への内的影響
構成概念	心身機能の変化 （生理的） 身体構造の変化 （解剖学的）	能力 標準的環境における課題遂行 実行状況 現在の環境における課題の遂行	物的環境や社会的環境，人々の社会的な態度による環境の特徴がもつ促進的あるいは阻害的な影響力	個人的な特徴への影響力
肯定的側面	機能的 構造的 統合性	活動・参加	促進因子	非該当
	生活機能			
否定的側面	機能障害 （構造障害を含む）	活動制限 参加制約	阻害因子	非該当
	障　害			

出所）　障害者福祉研究会編『ICF 国際生活機能分類―国際障害分類改訂版』中央法規，2003，p.10より引用

3．ICFにおける第1分類と具体的な内容

　WHOは，ICFの領域の第2分類までのコード化を示している。世界での職種を超えた共通用語としてのICFではあるが，具体的なケア内容については，その地域の文化や対象者等に応じて，今後更に研究や検討が必要になる。本書は，いくつかの研究を重ね，高齢者ケアに焦点を当てて，ICFにおける第1分類と具体的な内容を紹介する。

　ICFにおいては，情報収集する内容がいくつかの領域にまたがることも多く，たとえば，失禁に対するケアを考える場合，「心身機能」の排尿機能に関する情報として，排尿の回数や排

尿の抑制状態などからどの失禁のタイプであるか（たとえば咳をする時に失禁に至るなどの腹圧性尿失禁）という情報，「身体構造」の骨盤底筋群が弱化であるという情報，「活動と参加」の尿意を感じてトイレに行くことはできるという情報，「環境因子」の尿パッドは使用したことがないという情報というように，ひとつのケアを実践するためには，さまざまな領域からの情報を集めることが必要である。ICF は情報収集のための視点であり，ICF によって集めた情報を整理し，具体的なケアに結び付けるには，さまざまなアセスメントツールとケアの理論が必要となる。ICF は第 2 分類までの分類分けがされているため，詳細な部分の学習が必要な場合は，障害者福祉研究会編の『ICF 国際生活機能分類―国際障害分類改訂版』を参考にして欲しい（安藤ら編 2009）。

　また，情報収集ということに着目をしても，「心身機能」と「身体構造」などは重なる部分も多く，「心身機能」と「身体構造」をひとつとして心身の状態や状況とまとめて考える方法もあるため，本書では，「心身機能・身体構造」としたひとつの領域として述べていく。また，「活動と参加」の『対人関係』，「環境因子」の『支援と関係』『態度』の部分は重なる内容が多いと考えて欲しい。ICF においては，領域や項目が重なる情報や観察内容もあり，また相互に関連する場合もある（安藤ら編 2009）。

第2節　心身機能と身体構造

　心身機能（body functions）とは，身体系の生理的機能（心理的機能を含む）である。機能障害（構造障害を含む）（impairments）とは，著しい変異や喪失などといった，心身機能または身体構造上の問題である。

　また，身体構造（body structures）とは，器官・肢体とその構成部分などの，身体の解剖学的部分である。

1．精神機能と神経系の構造
1）ICFによる枠組み

　WHOが示す主な情報と観察内容を以下に示す。

項　目	主　な　情　報　と　観　察　内　容
① 精神機能	・せん妄や意識の混濁，**意識レベルの観察**，**時間・場所・人に関する見当識機能**，**自己と他者に関する見当識機能**，知的機能，**認知症**，全般的な心理社会的機能，気質と人格の機能，不穏症状の観察，外向性，内向性，協調性，誠実性，楽観主義，**活力と欲動**，食欲に関する機能，睡眠機能，記憶機能，情動機能，思考機能，高次認知機能，計算機能，複雑で順序立てて行う精神機能，自己と時間の経験の機能など

項　目	主　な　情　報　と　観　察　内　容
① 神経系の構造	・脳の構造，前頭葉の構造，側頭葉の構造，頭頂葉の構造，後頭葉の構造，中脳の構造，間脳の構造，小脳の構造，脳幹の構造，延髄の構造，橋の構造，**脊髄の構造**，髄膜の構造，交感神経系の構造，副交感神経系の構造など

2）生理的な加齢変化

☆**知的機能の変化**：結晶性知能（新しく覚えるなど）は低下するが，流動的知能（判断力など）は維持されやすい。

表3－3　生理的な物忘れと認知症の違い

	生理的な物忘れ	認知症
原因	脳の加齢による生理的変化	脳の病気（脳細胞の変性や機能低下）
物忘れの仕方	体験した出来事の一部を忘れる ヒントで思い出す	体験した出来事をそっくり忘れる ヒントでも思い出せない

症状の進行	あまり進行しない	だんだん進行する（認知症の種別により進行に違いがある）
判断力	低下しない	低下する
自覚	忘れることを自覚	忘れることの自覚がない
日常生活	支障はあまりない	支障が生じる

出所）佐藤八千子ら監修『認知症がある人をケアする』学文社，2012，p.19より引用

3）観察のポイントとアセスメントツール

① 意識レベルの情報収集とアセスメント

ジャパン・コーマ・スケール（別名Ⅲ－3－9度方式，JCS）やグラスゴー・コーマ・スケール（GCS）などのアセスメントツールを用いて判断をする。脳血管障害だけでなく，急変時にも活用できる。日本国内ではジャパン・コーマ・スケールを用いることが多い。

表3－4　ジャパン・コーマ・スケール（JCS：Ⅲ－3－9度方式）

```
Ⅲ　刺激をしても覚醒しない
　　300　痛み刺激に全く反応しない
　　200　手足を少し動かしたり顔をしかめる
　　100　はらいのける動作をする
Ⅱ　刺激をすると覚醒する
　　30　痛み刺激と呼びかけで辛うじて開眼する
　　20　大きな声またはゆさぶると開眼する
　　10　普通の呼びかけで容易に開眼する
Ⅰ　覚醒している
　　3　名前・生年月日が言えない　　　　　　　　　　＊R－不穏
　　2　見当識障害がある　　　　　　　　　　　　　　I－失禁
　　1　大体意識清明だが，いまひとつはっきりしない　A－無欲状態
```

出所）関野宏明ら監修『Nursing Selection ⑥ 脳・神経疾患』学習研究社，2002，p.32より引用

表3－5　グラスゴー・コーマ・スケール（GCS）

観察項目	反応	スコア
開眼	自発的に開眼	4
	呼びかけに開眼	3
	痛み刺激に開眼	2
	全く開眼しない	1
最良言語反応	見当識あり	5
	混乱した会話	4
	混乱した言葉	3
	理解不能の音声	2
	発語なし	1

第2節　心身機能と身体構造

最良運動反応	命令に従う	6
	疼痛部へ手をやる	5
	逃避する	4
	四肢の異常屈曲	3
	四肢を伸展する	2
	全く動かず	1

出所）関野宏明ら監修『Nursing Selection ⑥ 脳・神経疾患』学習研究社, 2002, p.32より引用

② 認知機能の情報収集とアセスメント

　見当識障害があるかどうか（ここがどこだか分からない，トイレの場所が分からない，時間が認識できない，娘の認識はできる，介護者の区別がつかない）を判断することも重要である。また，尺度としてはテスト法と行動評価法がある。いずれのアセスメントツールも，認知症のスクリーニング的な尺度であり，認知症の診断や重症度は他の医学的所見が必要となる。

＜テスト法＞

　認知症高齢者の尺度としては，1974年に長谷川らによって作成された長谷川式簡易知能評価スケール（HDS）を改良し，より認知症の鑑別力を高めた改訂長谷川式簡易知能評価スケール（HDS-R）や1975年にアメリカのFolsteinらによって開発され国際的にも使用されているMini-Mental State Examination（MMSE）などがテスト法による認知症の評価である。テスト法の利点は，対象者の能力を直接評価できる，課題が同じであればテスト実施における結果のばらつきが少ないことである。ただし，テスト法が実施できる対象者である必要があり，また，具体的な日常生活のどの部分に課題があるのかアセスメントしにくい。

表3-6　改訂長谷川式簡易知能評価スケール（HDS-R）

1	お歳はいくつですか？（2年までの誤差は正解）		0　1
2	今日は何年の何月何日ですか？何曜日ですか？ （年月日，曜日が正解でそれぞれ1点ずつ）	年 月 日 曜日	0　1 0　1 0　1 0　1
3	私たちが今いるところはどこですか？ （自発的に出れば2点，5秒おいて家ですか？病院ですか？施設ですか？のなかから正しい選択をすれば1点）		0　1　2
4	これから言う3つの言葉を言ってみてください。あとでまた聞きますのでよく覚えておいてください。 （以下の系列のいずれか1つで，採用した系列に○印を付けておく） 　1：a）桜　b）猫　c）電車　　2：a）梅　b）犬　c）自転車		0　1 0　1 0　1
5	100から7を順番に引いてください。（100-7は？それからまた7を引くと？と質問する。最初の答えが不正解の場合，うちきる）	（93） （86）	0　1 0　1

6	私がこれから言う数字を逆から言ってください。(6-8-2, 3-5-2-9を逆に言ってもらう。3桁逆唱に失敗したら、うちきる)	2-8-6 9-2-5-3	0　1 0　1
7	先ほど覚えてもらった言葉をもう一度言ってみてください。 (自発的に回答があれば各2点、もし回答がない場合、以下のヒントを与え正解であれば1点) a) 植物　b) 動物　c) 乗り物		a：0　1　2 b：0　1　2 c：0　1　2
8	これから5つの品物を見せます。それを隠しますので何があったか言ってください。(時計、鍵、タバコ、ペン、硬貨など必ず無関係なもの)		0　1　2 3　4　5
9	知っている野菜の名前をできるだけ多く言ってください。 (答えた野菜の名前を右欄に記入する。途中でつまり、10秒間待っても出ない場合にはそこでうちきる) 0～5 = 0点、6 = 1点、7 = 2点、8 = 3点、9 = 4点、10 = 5点		0　1　2 3　4　5
		合計点	

出所) 小澤利男ら編『高齢者の生活機能評価ガイド』医歯薬出版, 2006, p.35より引用

改訂長谷川式簡易知能評価スケール（HDS-R）は、テスト法であり、病院や施設において使用されることが多い。30点が最高得点であり、20点以下は認知症の疑いがあるとみなす。

表3－7　Mini-Mental State Examination（MMSE）

質問内容		回答	得点
1（5点）	今年は何年ですか。	年	
	今の季節は何ですか。		
	今日は何曜日ですか。	曜日	
	今日は何月何日ですか。	月	
		日	
2（5点）	ここは何県ですか。	県	
	ここは何市ですか。	市	
	ここは何病院ですか。		
	ここは何階ですか。	階	
	ここは何地方ですか。(例：関東地方)		
3（3点）	物品名3個（相互に無関係） 検者は物の名前を1秒間に1個ずつ言う。その後、被検者に繰り返しさせる。 正答1個につき1点を与える。3例すべて言うまで繰り返す（6回まで） 何回繰り返したかを記せ。　　　回		
4（5点）	100から順に7を引き（5回まで）、あるいは「フジノヤマ」を逆唱させる。		

5（3点）	3で提示した物品名を再度復唱させる。		
6（2点）	（時計を見せながら）これは何ですか。 （鉛筆を見せながら）これは何ですか。		
7（1点）	次の文章を繰り返させる 「みんなで，力をあわせて綱を引きます」		
8（3点）	（3段階の命令） 「右手にこの紙をもってください」 「それを半分に折りたたんでください」 「机の上に置いてください」		
9（1点）	（次の文章を読んで，その指示に従ってください） 「眼を閉じなさい」		
10（1点）	（何か文章を書いてください）		
11（1点）	（つぎの図形を書いてください）		
		得点合計	

出所）小澤利男ら編『高齢者の生活機能評価ガイド』医歯薬出版，2006，p.37より引用

　Mini-Mental State Examination（MMSE）は，現在国際的に最も広く利用されている簡便な認知機能検査法である。30点が最高得点であり，20点以下の場合は，認知症，せん妄，統合失調症あるいは感情失禁の可能性が高く，正常高齢者や神経症，人格障害では20点以下にはならないと開発者Folsteinらは述べている。

＜行動評価法＞

　認知症高齢者の日常生活行動を観察することによって，対象者の言動や行動の情報を得て，その人の機能を評価する。わが国でよく利用されているのが，厚生労働省認知症疾患調査研究班が作成した「認知症高齢者の日常生活自立度判定基準」である。介護保険を利用する際にもよく使用され，高齢者本人の普段の生活状況を家族や専門職である看護職や介護職からの情報を得ることで判定できる。

表3－8　認知症高齢者の日常生活自立度判定基準

ランク	判定基準	見られる症状・行動の例
Ⅰ	何らかの認知症を有するが，日常生活は家庭内及び社会的にほぼ自立している。	
Ⅱ	日常生活に支障を来すような症状・行動や意思疎通の困難さが多少見られても，誰かが注意していれば自立できる。	
Ⅱa	家庭外で上記Ⅱの状態が見られる。	たびたび道に迷うとか，買物や事務，金銭管理などそれまでできたことにミスがめだつ等
Ⅱb	家庭内で上記Ⅱの状態が見られる	服薬管理ができない，電話の応対や訪問者との応対など一人で留守番ができない等

Ⅲ	日常生活に支障を来すような症状・行動や意思疎通の困難さがときどき見られ，介護を必要とする。	
Ⅲa	日中を中心として上記Ⅲの状態が見られる。	着替え，食事，排便・排尿が上手にできない・時間がかかる，やたらに物を口に入れる，物を拾い集める，徘徊，失禁，大声・奇声をあげる，火の不始末，不潔行為，性的異常行為等
Ⅲb	夜間を中心として上記Ⅲの状態が見られる。	ランクⅢaに同じ
Ⅳ	日常生活に支障を来すような症状・行動や意思疎通の困難さが頻繁に見られ，常に介護を必要とする。	ランクⅢaに同じ
M	著しい精神症状や問題行動あるいは重篤な身体疾患が見られ，専門医療を必要とする。	せん妄，妄想，興奮，自傷・他害等の精神症状や精神症状に起因する問題行動が継続する状態等

出所）厚生労働省「認知症高齢者の日常生活自立度判定基準」

表3－9 柄澤式「老人知能の臨床的判断基準」

	判定	日常生活能力	日常会話・意思疎通	具体的例示
正常	（－）	社会的，家庭的に自立	普通	活発な知的活動維持（優秀老人）
	（±）	同上	同上	通常の社会活動と家庭内活動可能
異常衰退	軽度（±）	通常の家庭内での行動はほぼ自立 日常生活上，助言や介助は必要ないか，あっても軽度	ほぼ普通	社会的な出来事への興味や関心が乏しい 話題が乏しく，限られている 同じことを繰り返し話す，尋ねる いままでできた作業（事務，家事，買い物など）にミスまたは能力低下が目立つ
	中程度（＋2）	知能低下のため，日常生活が一人ではちょっとおぼつかない 助言や介助が必要	簡単な日常会話はどうやら可能 意思疎通は可能だが不十分，時間がかかる	なれない状況で場所を間違えたり道に迷う 金銭管理や適正な服薬に他人の援助が必要
	高度（＋3）	日常生活が一人ではとても無理 日常生活の多くに助言や介助が必要，あるいは失敗行為が多く目が離せない	簡単な日常会話すらおぼつかない 意思疎通が乏しく困難	なれた状況でも場所を間違え道に迷う さっき食事をしたこと，さっき言ったことすら忘れる
	最高度（＋4）	同上	同上	自分の名前や出生地すら忘れる 身近な家族と他人の区別もつかない

出所）小澤利男ら編『高齢者の生活機能評価ガイド』医歯薬出版，2006，p.40より引用

また，高齢者の知的能力を，日常生活における言動から大まかに判断する方法として，柄澤式「老人知能の臨床的判断基準」がある。

認知症高齢者では，生活機能の側面から認知症ケアを考える必要がある。長谷川式では日常のどの部分に介助が必要なのか分からない。また，広く利用されている「認知症高齢者の日常生活自立度判定基準」では，日常生活における認知症高齢者の支援・援助において，配慮すべきケア内容が明らかにならない。欧米諸国で作成された新しい時代の認知症尺度は，単に認知症を判断するだけでなく，認知症の状態の質や量を定量化することができ，認知症の症状の段階や程度を明確にする。ナーシングホーム利用の必要性の有無に利用されるなど，予測をもってケアを行うため，活用されている。認知機能をアセスメントする場合は，中核症状のみならず，BPSD（Behavioral and Psychological Symptoms of Dementia）も視野に入れる必要がある。

表3－10　Blessed認知症評価尺度

得点は0～27点で，得点が高いほど認知症の度合いが高い，点数の記載がある項目以外は，1項目で1点である。2番めの項目（情報スコア）は，見当識や記憶をテストする項目を含む。

1　家事を行うことができない
2　小銭でも金銭を取り扱うことができない
3　簡単な物品リストを思い出すことができない
4　屋外で道を探せない
5　慣れた通りでも道を探せない
6　周囲の状況を見極められない
7　最近の出来事を思い出せない
8　過去にふけりがちである
9　食事：
　　ちらかして，スプーンのみで食べる
　　ビスケットのような単純な固形物なら食べられる（2点）
　　食べるのに介助が必要（3点）
10　着替え：
　　ときどき，ボタンを掛け違えたりする
　　順番を間違える。品物を忘れる（2点）
　　着替えができない（3点）
11　括約筋のコントロール：
　　ときどき，夜尿がある
　　頻回に夜尿がある（2点）
　　尿便失禁がある（3点）
12　次第に柔軟性がなくなる
13　次第に自己中心的になっている
14　他人を思いやる気持ちをもてなくなっている
15　感情が粗雑になる
16　感情のコントロールが障害されている

17　場違いな状況ではしゃぐ
18　感情的反応が減退している
19　性的不品行が見られる（高齢になって新たに）
20　趣味を放棄する
21　自発性の減退あるいは無関心の増大が見られる
22　目的のない高揚感が見られる

総得点　　　点

出所）ジョセフ・J・ガロ，テリー・フルマーら／井上正規監訳『医療・看護・福祉の現場で役立つ高齢者アセスメントマニュアル』MCメディカ出版，2006，p.92より引用

　「Blessed認知症評価尺度」は，認知症の状態を定量化するためにも利用されており，認知症の重症度が評価できる。また，Blessed認知症評価尺度は，認知症高齢者の脳の病理的変化と相関関係があることが明らかとなっており，「Moore機能的認知症評価尺度」は認知症の重症度が評価できる。この質問紙には介助者が筆記または口頭で答えるが，一定の得点以上は困難な問題である場合が多く，継続的な測定により変化を把握できる。

　また，「記憶と問題行動のチェックリスト（Revised Memory and Behavior Problems Checklist）改訂版」は観察可能なBPSDの頻度を測定し，またケアスタッフの反応を評価する。対象者の心配な行動が認知症による可能性があると考えれば，ケアスタッフの苦しみについてアセスメントすることは利点がある。ケアスタッフがうつ病になる可能性は，高齢者の機能に関する客観的によりはむしろ，状況についてのケアスタッフの主観的評価から予測ができる。チェックリストを利用することで認知症高齢者に対するBPSDの把握ができ，予測をもってケアを実践することが可能となる。

表3－11　Moore機能的認知症評価尺度

各項目を次のように評価する   1点　まったくあるいはほとんど見られない   2点　時に見られる   3点　かなり見られる   4点　ほとんどあるいは常に見られる
1　着替え，入浴，計算など簡単な課題遂行をするのが困難である   2　座ったままか，明らかに無意味な動作をしながら時間を過ごす   3　夜間徘徊するか，徘徊を防ぐために抑制が必要である   4　現実に存在しない物音が聞こえる   5　食事に見守り，または介助が必要である   6　物を失くす   7　好きなようにさせておくと，外見がだらしなくなる   8　うめく

第2節 心身機能と身体構造

```
 9  排便をコントロールできない
10  他人に危害を加えると脅す
11  排尿をコントロールできない
12  不注意な喫煙，火の不始末，転倒などでけがをしないよう見守りが必要である
13  手の届く範囲にあるものを壊す，たとえば，家具を壊したり，食器を放り投げたり，雑誌を
    破ったりする
14  叫んだり，わめいたりする
15  その非難が真実でないことが明らかな場合でも，身体的危害を加えた・所有物を盗んだと
    言って他人を責める
16  病気による限界に気がつかない
17  錯乱をきたし，自分がどこにいるかわからない
18  物事の想起が困難である
19  気分が突然変化する，たとえば気分を損ねたり，怒ったり，すぐに泣いたりする
20  一人にしておくと，日中目的もなく徘徊するか，徘徊防止のための抑制が必要になる

                                                                      総合点
```

出所) ジョセフ・J・ガロ，テリー・フルマーら／井上正規監訳『医療・看護・福祉の現場で役立つ高齢者アセスメント
マニュアル』MCメディカ出版，2006，p.93より引用

表3-12　記憶と問題行動のチェックリスト（改訂版）

過去1週間に見られる利用者の状態の頻度を，測定法に従って頻度と反応の両方に，該当する数字に○をつけてください。

頻度の測定	反応の測定
0 = 1回も見られない	0 = まったくなし
1 = 過去1週間にはなし	1 = 少し
2 = 過去1週間に1ないし2回	2 = やや
3 = 過去1週間に3～6回	3 = 非常に
4 = 1日1回以上	4 = 極端に
9 = わからないまたは当てはまらない	9 = わからないまたは当てはまらない

		頻度	反応
1	同じ質問を何度も繰り返す	0 1 2 3 4 9	0 1 2 3 4 9
2	最近の出来事を思い出すのが困難である（たとえば新聞やテレビで見たことなど）	0 1 2 3 4 9	0 1 2 3 4 9
3	過去の重要な出来事を思い出すのが困難である	0 1 2 3 4 9	0 1 2 3 4 9
4	物を失くしたり，置き場所を間違えたりする	0 1 2 3 4 9	0 1 2 3 4 9
5	今日は何曜日か忘れる	0 1 2 3 4 9	0 1 2 3 4 9
6	物事を始めるが，やり遂げない	0 1 2 3 4 9	0 1 2 3 4 9
7	課題に集中するのが困難である	0 1 2 3 4 9	0 1 2 3 4 9
8	物を壊す	0 1 2 3 4 9	0 1 2 3 4 9
9	あなたを困らせるようなことをする	0 1 2 3 4 9	0 1 2 3 4 9
10	夜中にスタッフに声をかける	0 1 2 3 4 9	0 1 2 3 4 9

11	大声で,早口に話す	0 1 2 3 4 9	0 1 2 3 4 9
12	不安そう,あるいは悩んでいるように見える	0 1 2 3 4 9	0 1 2 3 4 9
13	自分や他人に危害のある行動をする	0 1 2 3 4 9	0 1 2 3 4 9
14	自分を傷つけると脅かす	0 1 2 3 4 9	0 1 2 3 4 9
15	他人を傷つけると脅かす	0 1 2 3 4 9	0 1 2 3 4 9
16	他人に対して言葉で攻撃する	0 1 2 3 4 9	0 1 2 3 4 9
17	悲しそうに,あるいは憂うつそうに見える	0 1 2 3 4 9	0 1 2 3 4 9
18	将来について絶望または悲哀の感情を表出する(たとえば「やりがいのあることが何もない」「私は何事もきちんとできない」	0 1 2 3 4 9	0 1 2 3 4 9
19	泣いたり,涙もろい	0 1 2 3 4 9	0 1 2 3 4 9
20	自分や他人の死について口にする(たとえば「人生を生きるに値しない」「死んだほうがましだ」)	0 1 2 3 4 9	0 1 2 3 4 9
21	寂しいと言う	0 1 2 3 4 9	0 1 2 3 4 9
22	自分には価値がないとか,他人の重荷になっていると言う	0 1 2 3 4 9	0 1 2 3 4 9
23	挫折感について,または人生でなし遂げる価値のあるものは何もないなどと口にする	0 1 2 3 4 9	0 1 2 3 4 9
24	口論をしかけたり,いらいらしたりまたは不平を言ったりする	0 1 2 3 4 9	0 1 2 3 4 9

出所) ジョセフ・J・ガロ,テリー・フルマーら／井上正規監訳『医療・看護・福祉の現場で役立つ高齢者アセスメントマニュアル』MCメディカ出版,2006,pp.93-94より引用

　Huttonらは,認知症高齢者の生活に密着した「認知症の症状に関する機能評価尺度」(Texas Tech Functional Rating Scale for the Symptom of Dementia)を作成しており,ナーシングホーム利用の指標として,30点以上を示している。さらに,在宅療養者が「排泄のコントロール」「言語的コミュニケーション」「清潔と身だしなみ」が困難になると,生活機能全体が低下し,ナーシングホームの必要性が高まることを示している。その際,機能評価尺度と合わせて,他の医学的・社会的・心理的・経済的側面の考慮も,当然必要であることを忘れてはならない。

表3-13 認知症の症状に関する機能評価尺度

　利用者の行動を最もよく表している項目の数字に○をつけてください。

　【A】食事
0　適切な食器を使ってきちんと食べる
1　食器の使用に多少困難があり,散らかして食べる
2　手を使えば固形食品(たとえば,果物,クラッカー,クッキー)を食べることができる
3　食事に介助が必要

第2節　心身機能と身体構造

【B】着替え
0　介助なしに適切に着替えることができる
1　自分で着替えできるが，ときどき組み合わせの違う靴下を履いたり，ボタンをかけ違えたり，紐を結び違えたりする。
2　着方を間違えたり，何かを忘れたり，外出着として寝間着を着たりするために見守りが必要
3　自分で着替えができず，また不適切な場に裸で現れたりする

【C】排泄のコントロール
0　完全に括約筋をコントロールできる
1　ときどき，ベッドをぬらす
2　頻回にベッドをぬらす，または日中に尿失禁がある
3　尿と便の両方，失禁がある

【D】言語的コミュニケーション
0　正常に話す
1　会話，もしくは言葉を見つけるのに若干の困難がある
2　簡単な会話のみできる
3　つじつまの合った会話ができない

【E】名前の記憶
0　かかわりのある知人の名前は想起できる
1　単なる知人や遠い親戚の名前は想起できない
2　親しい友人や近親者の名前を想起できない
3　配偶者やその他，同居している人の名前を想起できない

【F】出来事の記憶
0　最近体験した出来事を詳しく順序立てて想起することができる
1　最近体験した出来事を詳しく順序立てて想起することができない
2　すべての出来事（たとえば，最近の外出，親戚や友人の訪問）を周りから示唆されなければ想起することができない
3　すべての出来事を周りから示唆されても想起することができない

【G】精神的注意力
0　通常意識は清明で，環境に注意を払う
1　すぐに気が散り，放心状態になる
2　しばしば同じ質問を繰り返す
3　テレビを見ていても，注意が維持できない

【H】全錯乱
0　環境に適切に反応する
1　夜間覚醒時の錯乱が見られる
2　日中でも反復的に錯乱が見られる
3　ほとんど常時，完全な錯乱状態にある

【I】空間見当識
0　見当識があり,自分の位置感覚を保持できる
1　居住地区で自動車を運転したり,乗り物に乗っている時,位置が混乱する
2　近所を歩いていて迷う
3　自分の家や病棟で迷う

【J】顔の認知
0　最近知り合った人の顔を認知できる
1　最近知り合った人の顔を認知できない
2　親戚や親しい友人の顔を認知できない
3　配偶者やその他,同居している人の顔を認知できない

【K】清潔と身だしなみ
0　だいたい,きちんとしていて清潔である
1　身だしなみに関心を示さない(たとえば,歯みがきをしない,髪をとかさない,髭をそらない)
2　定期的に入浴しない
3　入浴と身だしなみに介助が必要

【L】感情
0　通常と変わらない
1　感情反応に軽度の変化が見られる——多少,苛立ちやすくなった,または,受動的になりユーモアが乏しくなった。ややふさぎ込むようになった
2　感情反応に中等度の変化が見られる——無感動になった,頑固になった,ふさぎ込むようになった,怒りを爆発させる,すぐに泣き出す
3　感情抑制困難——不安定になった,急激に気分が変わる,不適切な状況で笑ったり泣いたりする,暴力を爆発させる

【M】社会的反応
0　これまでの「正常」と変わらない
1　過去にこだわり,現在の状況に適切に関わることができない
2　他人の感情への配慮に欠け,喧嘩っぱやく,苛立ちやすい
3　不適切な性的行動や反社会的行動が見られる

【N】睡眠パターン
0　これまでの「正常」と変わらない
1　正常時に比べ,明らかに睡眠時間が多いまたは,少ない
2　不穏状態,悪夢,睡眠障害,頻回の覚醒が見られる
3　夜間は一晩中またはほとんどの時間,徘徊し眠れない

出所) ジョセフ・J・ガロ,テリー・フルマーら／井上正規監訳『医療・看護・福祉の現場で役立つ高齢者アセスメントマニュアル』MCメディカ出版,2006,pp.95-96より引用

　認知症に伴うさまざまなBPSDは,ケアスタッフにとって大きな負担になっている。溝口環ら(「DBDスケールによる老年期痴呆患者の行動異常評価に関する研究」『日本老年医学会雑誌』

第2節 心身機能と身体構造

30 (10), 日本老年医学会, 1993) の DBD スケール (Dementia Behavior Disturbance Scale) は, Baumgarten の DBD スケールを用いて, アルツハイマー型認知症の BPSD の評価を試みている。BPSD は, 認知機能の低下に伴って増悪するものではなく, ケアにより低減することも広く知られている。小木曽ら (2010) の調査では, 認知症が重度になると, セルフケアの補完的なケア内容が必要になるが, BPSD である「社会的反応」は,「食事」「排泄のコントロール」「清潔と身だしなみ」とは相関関係がみられず, 適切な介入が BPSD の軽減効果をもつことも明らかになっている (朝田 2009)。

DBD スケールは, 客観的評価や経過観察の方法として, ケアスタッフに対して質問を行うアセスメントスケールである。信頼性が高く介護負担も反映しうる有用な評価法である。認知症高齢者にみられる出現頻度を, 5段階の点数で評価する方法で, 0点以外は異常, 合計得点は0点から112点まで, 高得点であれば, 多くの行動障害の頻度が高いことを示す。

表3-14　Dementia Behavior Disturbance Scale (DBD スケール)

次の1から28の項目について, 次の0から4までの評価に従って記入してください。

0：全くない　1：ほとんどない　2：ときどきある　3：よくある　4：常にある		
項　目	点数記入欄	
	入院時	退院時
1　同じことを何度も何度も聞く		
2　よく物をなくしたり, 置場所を間違えたり, 隠したりしている		
3　日常的な物事に関心を示さない		
4　特別な理由がないのに夜中起き出す		
5　特別な根拠もないのに人に言いがかりをつける		
6　昼間, 寝てばかりいる		
7　やたらに歩き回る		
8　同じ動作をいつまでも繰り返す		
9　口汚くののしる		
10　場違いあるいは季節に合わない不適切な服装をする		
11　不適切に泣いたり笑ったりする		
12　世話をされるのを拒否する		
13　明らかな理由なしに物を貯め込む		
14　落ちつきなくあるいは興奮してやたら手足を動かす		
15　引き出しやタンスの中身を全部だしてしまう		
16　夜中に家の中を歩き回る		
17　家の外に出ていってしまう		
18　食事を拒否する		
19　食べ過ぎる		
20　尿失禁する		
21　日中, 目的なく屋外や屋内をうろつきまわる		

22	暴力を振るう(殴る,かみつく,引っかく,蹴る,唾をはきかける)		
23	理由もなく金切り声をあげる		
24	不適当な性的関係を持とうとする		
25	陰部を露出する		
26	衣服や器物を破ったり壊したりする		
27	大便を失禁する		
28	食物を投げる		

出所) 日本認知症ケア学会編『認知症ケア標準テキスト改訂・認知症ケアの実際Ⅰ:総論』ワールドプランニング,2007,p.101より引用一部改変

　認知症の徴候チェックリストは,自分や家族,友人など高齢者の状態をよく知っている人が認知症の徴候をチェックするためのリストである。認知症の徴候チェックリスト全項目の総合点が24点以下の場合は,認知症の疑いが出現する。このチェックリストの結果のみで,認知症が判断できるものではないが,認知症の徴候をアセスメントするための一助となる。

表3－15　認知症の徴候チェックリスト

　現在の日常生活と1年前の状態を比べたご自分の状態について「よくなった,あるいはほとんど同じ」「多少悪くなった」「とても悪くなった」の3段階で,それぞれの項目の数字に○をつけてください。

	チェック項目	よくなった・同じ	多少悪くなった	とても悪くなった
1	曜日や月がわかりますか?	2	1	0
2	以前と同じように道がわかりますか?	2	1	0
3	住所・電話番号を覚えていますか?	2	1	0
4	物がいつもしまわれている場所を覚えていますか?	2	1	0
5	物がいつもの場所にないとき,見つけることができますか?	2	1	0
6	洗濯機やテレビのリモコンなどの電気製品を使いこなせますか?	2	1	0
7	自分で状況にあった着衣ができていますか?	2	1	0
8	買い物でお金が払えますか?	2	1	0
9	身体の具合が悪くなったわけではないのに,行動が不活発になりましたか?	2	1	0
10	本の内容やテレビドラマの筋がわかりますか?	2	1	0
11	手紙を書いていますか?	2	1	0
12	数日前の会話を自分から思い出すことができますか?	2	1	0
13	数日前の会話を自分から思い出そうとしても,難しいですか?	2	1	0
14	会話の途中で言いたいことを忘れることがありますか?	2	1	0
15	会話の途中で適切な単語が出てこないことがありますか?	2	1	0
16	よく知っている人の顔がわかりますか?	2	1	0

17	よく知っている人の名前がわかりますか？	2	1	0
18	その人たちがどこに住んでいるのか，仕事などわかりますか？	2	1	0
19	最近のことを忘れっぽくなりましたか？	2	1	0

出所）大渕律子ら編『ナーシング・グラフィカ27　老年看護学―老年看護の実践』メディカ出版，2006，p.28より引用

③ 活動と欲動の情報収集とアセスメント

　高齢者や介護が必要な場合は，日々の生活活動に対する意欲が低下することもしばしばある。そのため，どれぐらいの自発的な活動性があるのか（うつ状態である，何事に対しても意欲がある）を判断することが重要となる。うつ病は初老期に多く，うつ評価スケールを用いたアセスメントがよく用いられる。イサベージのうつスケール（GDS-15）では，5～9点がうつ傾向，10点以上でうつ状態とされる。

表3－16　イサベージのうつスケール（GDS-15）

1）「はい／いいえ」のどちらかに○をつけてください
2）○をつけた得点を合計してください
3）このスコアの評価は患者にはみせてはいけません
4）なお，合計点が5点以上は「うつ傾向」，10点以上は「うつ状態」です

1	今の生活に満足していると言えますか？	はい：0	いいえ：1
2	毎日の活動や世間に対する関心がなくなってきたように思いますか	はい：0	いいえ：1
3	生きていることが虚しいように感じますか？	はい：0	いいえ：1
4	退屈に思うことがよくありますか？	はい：0	いいえ：1
5	普段は気分がよいですか？	はい：0	いいえ：1
6	何か悪いことが起こりそうな気がしますか？	はい：0	いいえ：1
7	自分は幸せなほうだと思いますか？	はい：0	いいえ：1
8	どうしようもないと思うことがよくありますか？	はい：0	いいえ：1
9	外に出かけるよりも家にいるほうがお好きですか？	はい：0	いいえ：1
10	ほかの人より物忘れが多いと思いますか？	はい：0	いいえ：1
11	こうして生きていることは素晴らしいと思いますか？	はい：0	いいえ：1
12	これでは生きていても仕方がないと思いますか？	はい：0	いいえ：1
13	自分が活力に満ちていると感じますか？	はい：0	いいえ：1
14	こんな暮らしでは希望がないと思いますか？	はい：0	いいえ：1
15	ほかの人は，自分より裕福だと思いますか？	はい：0	いいえ：1

下線のついたほうに回答した項目数を合計する。
出所）小澤利男ら編『高齢者の生活機能評価ガイド』医歯薬出版，2006，p.48より引用

　また，ツングのうつ評価スケール（SDS）では，50点以上であるとうつ傾向がある。

第 3 章　ICF の概念とその活用

表 3−17　ツングのうつ評価スケール（SDS）

	めったにない	ときどき	しばしば	いつも	項目番号	抑うつ状態象因子	応答欄（評価点）			
							めったにない	ときどき	しばしば	いつも
1	気分が沈んで憂うつだ				1	憂うつ，抑うつ，悲哀	1	2	3	4
2	朝はいちばん気分がよい				2	日内変動	4	3	2	1
3	泣いたり泣きたくなる				3	諦泣	1	2	3	4
4	夜よく眠れない				4	睡眠	1	2	3	4
5	食欲は普通だ				5	食欲	4	3	2	1
6	まだ性欲がある，（独身の場合）異性に関する関心がある				6	性欲	4	3	2	1
7	やせてきたことに気づく				7	体重減少	1	2	3	4
8	便秘している				8	便秘	1	2	3	4
9	普段よりも動悸がする				9	心悸亢進	1	2	3	4
10	何となく疲れる				10	疲労	1	2	3	4
11	気持ちはいつもさっぱりしている				11	混乱	4	3	2	1
12	いつもとかわりなく仕事をやれる				12	精神運動性減退	4	3	2	1
13	落ち着かずじっとしていられない				13	精神運動性興奮	1	2	3	4
14	将来に希望がある				14	希望のなさ	4	3	2	1
15	いつもよりいらいらする				15	焦燥	1	2	3	4
16	たやすく決断できる				16	不決断	4	3	2	1
17	役に立つ働ける人だと思う				17	自己過小評価	4	3	2	1
18	生活はかなり充実している				18	空虚	4	3	2	1
19	自分が死んだほうがほかの者は楽に暮らせると思う				19	自殺念慮	1	2	3	4
20	日ごろしていることに満足している				20	不満足	4	3	2	1

出所）小澤利男ら編『高齢者の生活機能評価ガイド』医歯薬出版，2006, p.46 より引用

④ せん妄に対する情報収集とアセスメント

　高齢になると環境への適応力が低下するため，手術や検査などでも容易にせん妄が生じる。せん妄は一時的な脳の機能低下により生じることが多く，注意障害，意識の清明度の低下，認知障害，急激な発症と日内変動がみられる。せん妄評価尺度は発症方式，知覚障害，幻覚，妄想，行動の変化，認知力，身体的原因，睡眠覚醒周期の障害，気分の不安定性，症状の変動の

第2節 心身機能と身体構造

10項目から構成されている。症状が重症になるにつれて評価点が高くなる。総得点は32点であるが，20点以上であればせん妄を疑う。

表3−18 せん妄評価尺度（Delirium Rating Scale：DRS）

項目1：発症方式
0．変化なし　　　　　　　　　　　　　1．6か月以内の緩徐な発症
2．1か月程度の急性な変化　　　　　　 3．1〜3日程度の急激な発症
項目2：知覚障害
0．兆候なし　　　　　　　　　　　　　1．疎隔体験などの知覚の減弱
2．錯視などの視知覚障害　　　　　　　3．複合した知覚障害
項目3：幻覚の種類
0．幻覚なし　　　　　　　　　　　　　1．幻聴のみ
2．幻視　　　　　　　　　　　　　　　3．幻触，幻臭，幻味
項目4：妄想
0．妄想なし　　　　　　　　　　　　　1．体系化・固定化された妄想
2．新規の妄想　　　　　　　　　　　　3．知覚障害に基づく妄想反応
項目5：行動の変化
0．変化なし　　　　　　　　　　　　　1．いつも違う
2．明らかな運動興奮　　　　　　　　　3．激しい運動や攻撃，または強い制止
項目6：認知力（注意，記憶，見当識など）
0．認知障害がない　　　　　　　　　　1．不安や痛みなどに基づく軽度の注意障害
2．一領域のみの障害　　　　　　　　　3．複数領域の障害
4．検査不能
項目7：身体的原因
0．認めない　　　　　　　　　　　　　1．疑わしい要因がある
2．明らかな要因がある
項目8：睡眠覚醒周期の障害
0．障害なし　　　　　　　　　　　　　1．日中傾眠と夜間睡眠の分断
2．明らかな傾眠と夜間不眠　　　　　　3．覚醒刺激に抵抗する傾眠
項目9：気分の不安定性
0．認めない　　　　　　　　　　　　　1．軽度の気分変調
2．明らかで急速な情動変化　　　　　　3．激しい爆発的な情動変化
項目10：症状の変動
0．日中にみられ症状は安定　　　　　　1．夜間に悪化する
2．症状の変動は一定せず動揺

合計点　／32

出所）日本認知症ケア学会編『認知症ケア標準テキスト改訂・認知症ケアの実際Ⅰ：総論』ワールドプランニング，2007，p.103より引用

第3章　ICFの概念とその活用

4）高齢者に多い疾患
① 脳血管疾患

　加齢に伴い全身の血管は固くなり，脳血管障害が生じやすくなる。脳血管障害は，障害を受けた部分の脳の機能の低下が症状として表れる。具体的には，意識障害，運動麻痺，言語障害，感覚障害，嚥下障害，高次機能障害（失行，失認，半側空間失認）などである。

☆脳血管障害の分類

出血性病変……………脳内出血，クモ膜下出血など

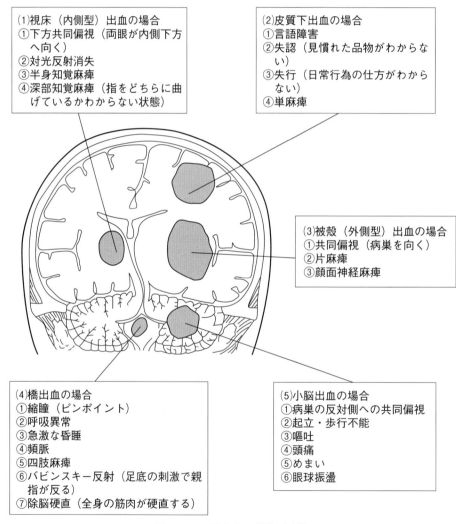

図3－1　脳出血の部位別症状

出所）『2019年版　ユーキャンのナース実用手帳』p.111を引用

閉塞性病変…………脳梗塞, 一過性脳虚血発作など

一過性脳虚血発作（TIA）：脳梗塞と同じような症状が生じるか, 24時間以内に症状が軽快する

☆出血性病変の特徴

疾患名	原因	症状	治療	ケア
脳内出血	高血圧, 出血性素因	頭痛, 嘔吐, 意識障害, 運動麻痺, 嚥下障害	血腫除去術, 血圧コントロール,	減塩食, 蛋白質を十分に摂取, 怒責を回避
クモ膜下出血	脳動脈瘤の破裂	激しい頭痛, 嘔吐, 意識障害, 髄膜刺激症状	クリッピング術, 保存療法	高血圧がある場合は減塩食

☆脳梗塞の分類

	脳血栓症		脳塞栓症
	アテローム血栓性脳梗塞	ラクナ梗塞	心原性脳塞栓症
年齢層	中高年	高齢者	若年〜高齢者
前駆症状	一過性脳虚血発作（TIA）あり	なし	なし
発症形式	段階的に進行	比較的緩慢, 軽症	突発完成, 重症
病態	主幹動脈のアテローム硬化によって狭窄した血管に血栓が形成されることで, 血管が閉塞する	高血圧の持続により, 血管壁に変性が起こり, 血管が閉塞する	心臓内に形成された凝血塊が, 血流によって脳動脈に移動し, 血管を閉塞する
好発部位	脳動脈の血管分岐部	脳動脈の穿通枝領域	脳の主幹動脈
基礎疾患	高血圧, 糖尿病, 脂質異常症	高血圧, 糖尿病	不整脈（心房細動）, 弁膜症, 心筋梗塞
治療	抗血小板薬, ステント, 内膜剥離術	降圧薬など	抗凝固薬

出所）日野原重明『臨床老年医学入門』医学書院, 2012, pp.116-117を参考に作成

② 認知症

認知症は, さまざまな原因によって脳が障害されたことによって生じる状態像あるいは症候群である。アルツハイマー型認知症やレビー小体型認知症は神経変性疾患によるものであるが, 下記のように分類ができる。

表3－19　認知症の原因による分類

1．神経変性疾患による認知症 　アルツハイマー型認知症, レビー小体型認知症, 前頭側頭葉変性症, パーキンソン病, ハンチントン病, 大脳基底核変性症, 進行性核上性麻痺, 多系統萎縮症など
2．脳血管障害による認知症 　脳梗塞, 脳出血, 多発性脳梗塞, モヤモヤ病, 脳動静脈奇形, 膠原病, 側頭動脈炎などによる血管炎など

3．感染性疾患による認知症
　　進行麻痺，ヘルペス脳炎，クロイツフェルト・ヤコブ病，中枢神経系ウイルス感染症，神経梅毒，HIV感染，細菌性髄膜炎，真菌性髄膜炎，原虫性疾患など
4．脳外科的疾患による認知症
　　慢性硬膜下血腫，正常圧水頭症，脳腫瘍による認知症，外傷性脳障害など
5．内分泌代謝性疾患による認知症
　　甲状腺機能低下症，肝不全，ウィルソン病，腎不全，ビタミンB_{12}欠乏症，ビタミンB_1（チアミン）欠乏症，ペラグラ，電解質異常など
6．精神作用物質・薬物などによる認知症
　　アルコール性認知症，ベンゾジアゼピン系薬物，抗ヒスタミン薬，胃潰瘍治療薬（シメチジン），抗不整脈薬（プロプラノロール）など

出所）本間昭編『認知症の理解』ミネルヴァ書房，2009，pp.51-52より一部改変し引用

☆認知症の症状：中核症状

記憶障害：アルツハイマー型認知症では海馬の領域に老人斑が生じやすいため，即時記憶（感覚記憶）から障害されやすい。遠隔記憶（長期記憶）・意味記憶・エピソード記憶・手続き記憶は比較的保持されやすい。

見当識障害（人・時・場所に対する認識の障害）：人に対する見当識障害，時間に対する見当識障害，場所に対する見当識障害などがある。

失語・失行・失認：語彙が乏しくなり，伝えることも伝わることも双方困難になる。目的に応じた行為ができなくなる。知っているはずの人を認識できない相貌失認や使い慣れていたトイレまで迷って行けないなどの空間失認などがある。

実行機能（遂行機能）障害：目的に合わせて，順序立てて物事をすすめることができなくなる。

☆認知症の症状：BPSD

BPSDは，認知症の中核症状以外の周辺症状を総称したものであり，その概念は1996（平成8）年のIPA（International Psychogeriatric Association，国際老年精神医学会）のシンポジウムで紹介され命名された（西村 2009）。徘徊，異食，拒薬・拒食・拒絶などの症状がある。

③ パーキンソン病・パーキンソン症候群

錐体外路系の障害で，加齢によって，黒質の変性が生じ，線条体からのドーパミン分泌が減少することによって発症するのがパーキンソン病である。パーキンソン症候群は，何らかの事由でドーパミンの働きが妨げられることによって生じる。

☆三大徴候

振　戦：安静時や静止した体位をとった時に出現しやすい。手指では1秒間に4～8回丸薬を丸めるような動きを示す。

固　縮：動きがガクガクとした歯車のようになり，動作がスムーズでない。

寡　動：動作が遅く，動きが少なくなり，表情が乏しくなり仮面様顔貌となる。

＜その他の症状＞突進現象（止まれない），小刻み歩行，小字症（書いている文字が小さくなる），うつ症状，脂顔，流涎（りゅうえん），便秘，発汗異常，血圧低下など多彩な症状

☆治　　療：症状のコントロールのために，薬物療法を行うが，長期療養になると薬物の作用発現が一定ではなくなり，ウェアリングオフなどを呈することも多い。薬物療法を主体とするが，外科的な手術により，症状が改善することもある。また，遺伝子治療も実施されている。

☆ケ　　ア：歩行できる場合は，危険を察知しても方向転換がしにくいという特徴があるため，環境整備と安全確保が重要になる。自律神経の異常や薬の副作用で便秘傾向となるため，排便コントロールも重要となる。また，現在の状況をHoehn & Yahrの重症度分類を用いてアセスメントすることが必要になる。

表3－20　Hoehn & Yahrの重症度分類

Stage Ⅰ	症状は一側性で，機能的障害はないかあっても軽微
Stage Ⅱ	両側性の障害があるが，姿勢保持の障害はない。日常生活，職業は多少の支障はあるが，行いうる
Stage Ⅲ	立ち直り反射が障害され，活動はある程度制限されるが，職種によっては就労が可能である。軽度〜中程度の機能障害はあるが，自力での生活が可能
Stage Ⅳ	高度の機能障害を呈し，自力で生活することができない。介助なしに立つこと，歩くことはどうにかして可能である
Stage Ⅴ	立つことが不可能となり，日常生活に全面介助が必要となる。介助がないかぎり寝たきり，または車いすに座ったままの生活を余儀なくされる

出所）　小澤利男ら編『高齢者の生活機能評価ガイド』医歯薬出版，2006，p.213より引用

④う　　つ

　抑うつ気分，抑うつ症状，抑うつ感などもあり，診断名として用いられるうつ病もあるが，それらを識別することは難しい。初老期はうつ病の好発時期であり，配偶者や友人など近しい人の死や退職など環境の変化によるさまざまなことが原因となる。

☆症　　状

　抑うつ気分：気分がふさいでしまい，自責的・悲観的・絶望的な考えにとらわれてしまう。

　精神運動制止：物事への興味や関心がなくなり，何事に対しても意欲が低下する。

　不安・焦燥感（しょうそう）：極度の不安感を抱き，そわそわして落ち着かなくなる。

　自律神経症状：睡眠障害があり，食欲不振などの身体症状が出現する。

☆鑑　　別：せん妄，認知症，うつ病やうつ症状は混同しやすいため，アセスメントが重要である。

表3−21 せん妄，認知症，うつ病やうつ症状の臨床徴候の比較

臨床徴候	せん妄	認知症	うつ病やうつ症状
発現	急性／亜急性，しばしば薄明りで，あるいは暗闇で	慢性的，一般に潜行性	しばしば突然の大きな生活の変化と同時に起こる
経過	短い，症状の日周的変動，可逆的	明確な発症はない。徐々に発症，多くは不可逆的	ある程度明確な発症がある，可逆的
進行	急激に発症する	進行は比較的緩やかである。進行にむらがある	急速に進行する。変動的，速いか遅いが均一
持続時間	多くは，1カ月未満に数時間	数カ月から数年	少なくとも6週間，数カ月から数年の可能性がある
認識	減少する	はっきりしている	はっきりしている
敏捷性	変動する，無気力，あるいは極度に用心深い	早期では一般的に正常	正常
注意	損なわれている，変動する，危険回避ができない	早期では一般的に正常	容易に気が散る
見当識	一過性の見当識障害	早期では一般的に正常，進行とともに出現	選択的見当識障害
記憶	一過性の短期記憶障害	短期記憶から障害され，長期記憶は保持されやすい	即時記憶，近時記憶，遠隔記憶共に問題を生じる
思考	混乱に陥っている，ゆがめられた，断片的な，思考錯乱性言語	抽象化が困難，考えが乏しい，判断力が損なわれ，言葉を見出すことが困難	損なわれてはいないが，絶望感，無力感，あるいは自己非難の趣旨がある
知覚	錯覚，妄想，幻覚，現実との誤解の区別が困難	通常欠如している誤解	妄想や幻覚は重度の場合を除いてない
生活	援助が必要	進行に伴い援助が必要	自立していることが多い
睡眠・覚醒サイクル	乱れている，サイクルが逆になっている	疾患からの睡眠障害は見られない	乱れている，多くは早朝に起きる
関連した特徴	可変的な感情変化，自律神経の超覚醒状態，性格タイプの誇張，急性の疾患と結びついている	感情が表面的な傾向，不適当で不安定，知性の欠損を隠そうとする試み，性格変化，失語症，洞察力低下	抑うつ状態の影響，不快な気分，誇張して詳述した苦情，個人的な考えで頭がいっぱいになる，入念な言葉

出所）プリシラら『ヘルシー・エイジング』エンゼビア・ジャパン，2007, p.692を一部改変し引用

2．感覚機能と痛みと目・耳および関連部位の構造

1）ICFによる枠組み

WHOが示す主な情報と観察内容を以下に示す。

項目	主な情報と観察内容
②感覚機能と痛み	・**視覚機能**，目に付属する構造の機能，眼振，目の疲労感，目の乾燥感，目の灼熱感，聴覚と前庭の機能，音の存在を感じること，音の高低や音質の識別に関する機能，難聴，耳鳴り，めまい，転倒感，耳閉感，バランス，**味覚**，嗅覚，触覚，**温度覚**，振動覚，**圧覚**，**全身的な痛み**，局所的な痛みなど

第2節　心身機能と身体構造

項　目	主　な　情　報　と　観　察　内　容
② 目・耳および関連部位の構造	・眼窩の構造，**眼球の構造**，結膜・強膜・角膜・虹彩・網膜・水晶体の構造，目の周囲の構造，涙腺と関連部位の構造，まぶた，まゆげ，外眼筋，外耳・中耳・内耳の構造，鼓膜，耳管，蝸牛，前庭迷路，三半規管，内耳道など

2）生理的な加齢変化

☆**視覚の変化**：個人差はあるが，加齢とともに低下する。

　水晶体の変性：透明度が低下し，もやがかかったような状態になる。また，弾力性の低下により調整力の低下が起こり，毛様体筋の緊張性も低下し老視となる。また，光の散乱により，羞明（しゅうめい）（眩しく感じる）が起こる。また，涙液の分泌量も減少するため，乾燥しやすく細菌やウイルス感染への防御力も低下する。

　網膜の変性：加齢に伴い色の識別能が低下し，黄色や青色が見づらくなる。赤や橙色は見える。また，虹彩の弾力性の低下により明暗順応の時間が加齢に伴い長くなる。

　視野の狭窄：眼瞼（がんけん）下垂や網膜の神経細胞数の減少などにより視野が狭くなる。

☆**聴覚の変化**：個人差はあるが，加齢とともに低下する。

　聴　　力：内耳神経系の加齢性変化により，加齢に伴い高音域から聞こえづらくなる。また，言葉を聞き取る弁別能力も低下し，会話の中でも聞き返すことが多くなる。

　平衡感覚：小脳の神経細胞の減少，末梢の自己受容体の減少により，姿勢の保持や平衡感覚の維持が難しくなる。

☆**味覚の変化**：口腔機能の状況によって左右されやすい。

　味　　覚：味を感じる味蕾（みらい）の萎縮により，味を感じにくくなる。味蕾の多くは舌に存在し，口腔ケアが不十分であると舌苔（ぜったい）により，より感じにくくなる。また，味蕾は水と二酸化炭素に反応をしやすく，唾液量の減少も味を感じにくくさせる要因のひとつである。

3）観察のポイントとアセスメントツール

① 視覚の情報収集とアセスメント

　可能であれば，視覚機能がどれぐらいなのか，ランドルト環や文字などを用いて視力の測定をすることが望ましい。また，普段の生活の中で新聞を読むことができるのか，掲示板が見えるのかなどを把握しておくことも必要である。見え方に変化があった場合は，いつ頃なのかどのような時に見えなくなるかなどを情報収集し，日常生活への影響に対するアセスメントを行う。

ランドルト環　→　C

② 聴覚の情報収集とアセスメント

可能であれば,オージオグラムなどを用いて聴力を測定するとよい。加齢により図3－2のように高音域から障害される。普段の生活でどのような音であれば,十分に聴き取れるのか,あるいは,どのような音が聞き取りにくいのかをアセスメントする。聴力の低下は左右差が生じることも多く,聞き取りやすい側をあらかじめ把握することも重要となる。また,弁別しやすい言葉やしにくい言葉もアセスメントしておき,伝わりやすい言葉を選びコミュニケーションで役立てることが重要である。

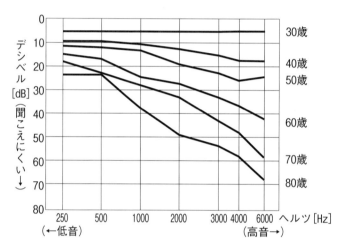

図3－2　加齢による聴力の低下

出所）さくら補聴器センター，http://www.sakura-hochouki.com/kikoe02.html より作図

表3－22　難聴の分類と会話理解の程度

	聴力レベル（dB）	会話理解の程度
正常	0～20	ささやき声まで完全に聞こえる
軽度難聴	21～30	ふだんの会話には不自由しないがささやき声や小さな話し声は聞きとりにくい
	31～40	会議の場では聞き取りが少し困難になる。1対1の会話には不自由しないが,聞き間違いが多くなる
中程度難聴	41～60	会議の場で聞き取りが困難になる。1mくらい離れたところからの大きな声はわかる
高度難聴	61～70	40cm以上離れると,普通の会話がわからない
	71～80	耳介に接しないと,ふつうの会話がわからない
社会的聾	81～90	耳介に接しないと,大きな声がわからない
聾	91以上	まったくわからない

出所）奥宮暁子ら編『生命の再構築を必要とする人の看護2』中央法規，2000，p.140より引用

第2節　心身機能と身体構造

③ 味覚の情報収集とアセスメント

　口腔状態を観察し，舌苔があるのであれば，それを取り除くケアを行うことが必要である。普段の生活のなかで，味覚の低下がないかどうか，濃い味付けを好むようになっていないかどうかなどを情報収集していくことが必要である。

④ 痛みの情報収集とアセスメント

　痛みは身体の不調のサインでもある。そのため，痛みが出現した場合は，その原因を明らかにし，その原因を除去することが必要である。しかし，原因が不明の場合も多く，原因があっても解決できないことも多々ある。たとえば，がんなどの終末期における痛みは，ペインコントロールが必要になり，1日の生活のなかで痛みの増減がないように継続的な薬物療法が重要となる。痛みの原因はさまざまであるが，痛みの評価を経時的に行う必要がある。

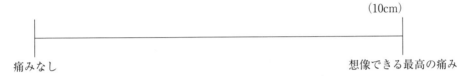

図3-3　視覚的アナログスケール（VAS：visual analog scale）

出所）『2019年版　ユーキャンのナース実用手帳』2018，p.161

　視覚的アナログスケールは，左端は痛みがない状態であり，右端の想像できる最高の痛みの状態のうち，現在の痛みの程度を線上で印をつける方法。患者自身が印をつけてもケア実践者がつけても良い。線の長さは10cmとし，実測値を測定し，記録に残す。

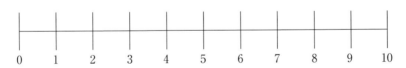

図3-4　数値的評価スケール（NRS：numerical rating scale）

出所）『2019年版　ユーキャンのナース実用手帳』2018，p.161

　数値的評価スケールは，痛みの強さを0から10までの段階に分けて，現在の痛みの程度を口頭で回答を得る方法である。

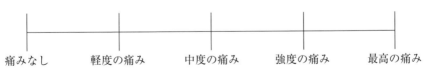

図3-5　口頭式評価スケール（VRS：verbal rating scale）

出所）『2019年版　ユーキャンのナース実用手帳』2018，p.161

口頭式評価スケールは，あらかじめ決められた痛みの強さを表す5段階の言葉（痛みなし・軽度の痛み・中度の痛み・強度の痛み・最高の痛み）のうちから，現在の痛みの程度を口頭で回答を得る方法である。

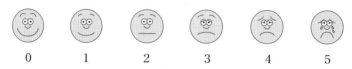

図3－6　フェイススケール（FRS：face rating scale）
出所）『2019年版　ユーキャンのナース実用手帳』2018，p.161

　フェイススケールは，痛みの程度をイラストの6段階の顔の表情で示し，痛みを言語で表現することが難しい場合に用いることが多い。原則は対象者が現在の痛みの程度と合うイラストを選ぶことだが，意思疎通が難しい場合は，援助者が対象者の様子を観察して用いることもある。

　痛みの感じ方は個々人それぞれであり，また，痛みは個人に存在するものであるが，他者との関わりの中で感じ方が変化する。日中は痛みを感じなかったが，夜間一人でベッドに寝ていたら，痛みが強くなったということも稀ではない。そのため，できるだけ，対象者が痛みを感じにくくなるように関わることが重要となる。疼痛の閾値とは，同じレベルの疼痛刺激が生じた場合，疼痛を強く感じる状況を疼痛の閾値が低いと表現し，夜間で孤独であるなどの因子がある。同じレベルの疼痛刺激が生じた場合，疼痛を弱く感じる状況を疼痛の閾値が高いと表現し，誰かと一緒にお茶を楽しむという関わりなどの因子がある。下記にそれらの因子の一部を紹介する。

表3－23　疼痛の閾値を左右させる因子

疼痛の閾値を高くする因子	疼痛の閾値を低くする因子
共感した関わり，理解する人の存在，人とのふれあい，気晴らしとなる行為，趣味の時間，不安の減退，十分な睡眠，休息，楽しい時間，抗不安薬の利用，抗うつ薬の利用，鎮静剤の利用など	不快感，不眠，疲労感，さまざまな事柄に対する不安，恐怖，怒り，悲しみ，うつ状態，分かち合える人がいない，倦怠感，孤独感，社会的な地位の喪失，家族内の役割の喪失，ケアスタッフへの不信感など

出所）安藤邑惠ら編『ICFの視点に基づく高齢者ケアプロセス』学文社，2009，p.69より引用

4）高齢者に多い疾患

① 白内障

☆症　　状：老人性白内障や糖尿病性白内障があるが，高齢であるとその鑑別は難しい。水晶体が混濁するために，もやがかかったようにかすんで見えたり，ものがぼやけて

第2節　心身機能と身体構造

見えたりする。また，明るい場所では眩しさを強く感じる羞明(しゅうめい)が起こる。

☆治　　療：人工水晶体に取り換える手術が簡便に実施できるようになったが血糖値のコントロール不良などの事由で手術ができないこともある。術後は出血や感染予防を行う。

☆ケ　　ア：手術前後に点眼が必要になる。清潔に点眼を実施することが大切である。

表3－24　点眼の方法

①　点眼前には薬用石けんにて手洗いを行う
②　清潔な拭き綿で内眼角から外眼角に向けて眼脂などを静かに拭き取る
③　点眼びんの縁が目に触れないよう，上方を見るようにして下眼瞼(がんけん)を下げて点眼を行う
④　あふれた薬液は静かに清潔な拭き綿に吸わせる
⑤　複数の薬剤の点眼を行う場合には，時間を5分以上おいて実施する

出所）真田弘美ら編『老年看護学技術』南江堂，2011，p.152より引用

②緑内障

☆症　　状：緑内障には，開放隅角緑内障，閉塞隅角緑内障（高齢者に多い），先天性緑内障がある。眼圧が上昇することによって，視力や視野が障害される。眼圧が上昇していても自覚症状を伴わないため，定期的な眼圧測定を行うとよい。

☆治　　療：眼圧低下の点眼や手術が行われる。開放隅角緑内障は予後が不良である。

③黄斑変性症

☆症　　状：加齢黄斑変性症が多く，黄斑部の変性により見ようとするものがゆがんで見えたり，中心部がぼやけて見える。症状が進行すると失明に至る。

　下の絵は加齢黄斑変性チェックシートであり，約30cmほど離れ，眼鏡を使用している人は眼鏡をかけたまま，片目を閉じて真ん中の黒い点を見つめ，ゆがんで見えないかどうかを確かめる。左右の眼で行い，異常がある場合は精査が必要になる。

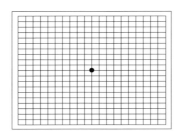

図3－7　加齢黄斑変性チェックシート

出所）加齢黄斑ドットコム，http://www.kareiouhan.com/selfcheck/　より作図

3．音声と発話の機能と音声と発話に関わる構造

1）ICFによる枠組み

WHOが示す主な情報と観察内容を以下に示す。

項　目	主　な　情　報　と　観　察　内　容
③ 音声と発話の機能	・音声機能，言葉の発音，**発声機能**，声の大きさ，音声の質に関する機能，**構音障害**，音声言語，発話の流暢性，音調，イントネーション，吃音，早口，遅語症，速語症，音楽的な歌声を産生する機能，ハミング，歌唱，大声で泣くこと，叫ぶこと，代替性音声機能など

項　目	主　な　情　報　と　観　察　内　容
③ 音声と発話に関わる構造	・鼻の構造，外鼻，鼻中隔，鼻腔，口の構造，**歯**，歯肉，口蓋，硬口蓋，軟口蓋，**舌**，口唇の構造，咽頭の構造，声帯，喉頭の構造など

2）生理的な加齢変化（個人差が大きく，トレーニングにより変化が少ない場合も多い）

☆**発声の変化**：肺からの呼気により声帯を振動させて発声を行うが，肺からの呼気の量や状態の変化や声門の萎縮などにより声に変化が生じる。また，肺活量が低下すると，発声持続時間が低下する。通常の会話では，呼吸をしながら，ゆっくりと話をすることで支障を感じることは少ないが，歌を歌う時などに自覚されやすい。発声に関わる筋肉は訓練することにより，その能力を維持することが可能であるが，その機能を活用する機会が減少することで，言葉の明瞭さも低下する。

嗄声（させい）：かれた声，しわがれ声，かすれた声である。

☆**歯牙の変化**：高齢になっても自分の歯で食べ物を食べられるように，8020運動として，80歳になった時に残歯が20本あるように，幼いころからオーラルケアの必要性が周知されつつある。歯牙の状態は個人差が大きいが，食物の咀嚼に関与するだけではなく，発声にも関わる。

☆**鼻腔の変化**：加齢に伴い鼻腔の萎縮が生じやすく，また，鼻粘膜から分泌される粘液も減少する。鼻腔の萎縮により，鼻呼吸がしにくく，口呼吸を行う機会が増える。口呼吸により，細菌やウイルスが直接気道に吸い込まれやすいなどにより，上気道感染に罹患しやすくなる。

3）観察のポイントとアセスメントツール

① 発声の情報収集とアセスメント

いつもと同じ声が出なかった場合は，口腔内に異常がないかどうか観察をする。嗄声は食道がんや肺がんなどの疾患の症状でもあり，それらとの鑑別も重要となる。

　ブローカー失語症：流暢に話すことができない運動性失語

ウエルニッケ失語症:多弁で流暢に話すが言語への理解力が不良な感覚性失語

全失語:話すことも理解することもできない

② **歯牙の情報収集とアセスメント**

残歯の状態とともに,咀嚼状態を観察し,必要であれば義歯を利用することなども検討する。

4)高齢者に多い疾患

① **慢性副鼻腔炎(別名蓄膿症)**

☆症　　状:副鼻腔粘膜の細菌やウイルス感染などにより,鼻閉,鼻漏,後鼻漏,頭重感,頭痛,嗅覚異常などが生じる。

☆治　　療:炎症がある場合は抗生物質などを用いる。手術療法もある。

② **う蝕(別名むし歯)**

☆症　　状:食物残渣などが引き金となり,歯の外側のエナメル質から障害されていく進行性の疾患である。口腔内細菌,食物残渣,歯質によって発生のリスクが異なる。

☆治　　療:自然治癒することはないため,その程度によって歯科的に治療を行う。う蝕にならないように,オーラルケアを行う必要がある。

③ **辺縁性歯周病(別名歯槽膿漏症)**

☆症　　状:発症率は高く,40歳以上では約90%の人が程度に差はあるものの罹患している。歯肉のみならず,さまざまな周囲組織に慢性的な炎症が起こる。歯と歯肉の間にポケットを形成することもある。歯肉組織の進行性炎症によって,歯の弛緩動揺,歯槽骨の吸収,排膿などの症状が出現する。

☆治　　療:自然治癒することはない。一般的にはオーラルケアによるプラークコントロール,歯石の除去などをし,口腔内の清潔を保つ。

4.心血管系・血液系・免疫系・呼吸器系の機能と心血管系・血液系・免疫系・呼吸器系の構造

1)ICFによる枠組み

WHOが示す主な情報と観察内容を以下に示す。

項　目	主　な　情　報　と　観　察　内　容
④心血管系・血液系・免疫系・呼吸器系の機能	・**心血管系の機能**,心拍数,心調律,心拍出量,心臓弁の機能,血管の機能,**血圧の機能**,血圧の維持機能,**血液系の機能**,造血機能,凝固機能,免疫系の機能,生体防御に関する機能,免疫反応,過敏反応,予防接種に対する反応,**呼吸器系の機能**,呼吸数,呼吸リズム,呼吸の深さ,気管の状態など

項　目	主　な　情　報　と　観　察　内　容
④心血管系・血液系・免疫系・呼吸器系の構造	・心血管系の構造，心臓，心房，心室，動脈，静脈，毛細血管，免疫系の構造，リンパ管，リンパ節，胸腺，脾臓，骨髄，呼吸器系の構造，気管，肺，気管支，肺胞，胸郭，呼吸筋，横隔膜，肋骨筋など

2）生理的な加齢変化

☆心機能の変化

心筋細胞数の減少，心筋細胞の線維化の進行により筋肉のなめらかさが失われ硬化を招く。1回の心拍出量の低下。大動脈の弾力性の低下による収縮期血圧の上昇，左心室壁の肥厚がみられる。僧帽弁や大動脈弁にも負荷がかかるために，石灰化が生じやすくなる。

☆血管の変化

加齢に伴い線維組織の増加や動脈壁への石灰やコレステロールの沈着などにより，血管の弾性が低下する。動脈の内側に粥状の隆起が発生することはアテローム性動脈硬化と呼ばれ，加齢とともに増加する。末梢血管の抵抗性は高まり，循環が不良となり，収縮期血圧の上昇と拡張期血圧の低下により，脈圧が増大する。また，血圧の変動に対する調整力も低下するため，体位が臥床や座位から立位になる際，起立性低血圧を起こしやすくなる。

☆血液の変化

加齢に伴い赤色骨髄から黄色骨髄へ変化するため，造血能力が低下し，腎臓から分泌される造血ホルモンであるエリスロポエチンの減少により，貧血に傾きやすくなる。また，リンパ球の中でもT細胞の産生が低下し，免疫機能全体の低下をもたらす。

☆呼吸の変化

肺活量は低下し，十分に肺を縮小させることができにくくなるため，残気量が増加する。

3）観察のポイントとアセスメントツール

①心機能の情報収集とアセスメント

心電図所見から異常を判断することができる。心電図は12誘導だけでなく，簡便に測定できるものもある。

表3－25　心電図所見

心電図のパターン	種　類	判別の要点
	正常洞調律	1分間に，60回以上100回未満の脈拍数（高齢者は50回以上），R－R間隔の差は10％以下
①	洞頻脈	1分間に，100回以上180回未満の脈拍数となった状態
②	洞徐脈	1分間に，60回未満の脈拍（高齢者は50回未満）

第2節　心身機能と身体構造

③		洞不整脈	P波とQRS波は，1対1に対応する。R－R間隔の変動は10％未満
④		上室性期外収縮（心房性期外収縮）	異常興奮P波が，通常のリズムより早く起こる。QRS波は元来のものと同じ形
⑤		心室性期外収縮	先行するR－R間隔が正常よりも短い。QRSの幅が0.12秒より大きくなり，基本調律のQRSの形と異なる。心室部分が先行して収縮するため，先行P波をもたない
⑥		発作性上室性頻脈	心拍数は1分間に150～230回の脈拍数となる。P波が心電図上不明の場合も多い
⑦		心室性頻脈	心拍数は1分間に100回以上の脈拍数となる。QRSの幅は，0.12秒より大きくなり，先行するP波は確認できない
⑧		心房細動	R－R間隔が不規則でP波は存在しない。不規則なf波が認められる
⑨		心房粗動	R－R間隔がだいたい一定である。P波は存在しないが，規則正しいF波が認められる
⑩		心室細動	幅の広いQRS波が不規則に続く。振幅や波形は不揃いで心拍出量はほとんどなし。

出所）『2019年版　ユーキャンのナース実用手帳』2018，pp.76-77を一部改変

　どれくらいの心機能があるのかを日常活動レベルでアセスメントすることも重要であり，アセスメントには，ニューヨーク心臓協会（NYHA）の心機能分類を用いることが多い。

表3－26　ニューヨーク心臓協会（NYHA）の心機能分類

Ⅰ度：	身体活動に制限のない心疾患
Ⅱ度：	身体活動に軽度の制限がある心疾患。日常生活における身体活動でも，疲れ，動悸，呼吸困難，狭心症状が起こる
Ⅲ度：	身体活動に高度の制限がある心疾患。軽い日常生活における身体活動でも，疲れ，動悸，呼吸困難，狭心症状が起こる
Ⅳ度：	身体活動を制限して安静にしていても心不全症状や狭心症状が起こり，少しの身体活動によっても訴えが増強する

　＊Ⅰ度：無症状　　Ⅱ度：軽症心不全　　Ⅲ度：中等度心不全　　Ⅳ度：重症心不全

出所）小澤利男ら編『高齢者の生活機能評価ガイド』医歯薬出版，2006，p.222より引用

　循環の状態を把握する簡便な観察法としては，毛細血管再充満時間（CRT）がある。爪で対象者の指を圧迫し爪床の毛細血管の血流を遮断し，その後圧迫を急に解除し，元の状態に戻るまでの血流の回復に要する時間を測定する。正常であれば，3秒以内に血液が再充満し元の状態となる。なお，高度な貧血がある場合は不正確な値となるため利用することはできない。また，循環動態不全重症度をアセスメントするためには，下記のキリップ分類が広く用いられる。

表3−27 キリップ分類

クラス	症　状
Ⅰ	心不全の徴候なし
Ⅱ	軽〜中程度の心不全，肺ラ音聴取域＜全肺野の50％
Ⅲ	肺水腫，肺ラ音聴取域≧全肺野の50％
Ⅳ	心原性ショック，血圧＜90mmHg，尿量減少，冷たく湿った皮膚，チアノーゼ，意識障害

出所）阿部光樹ら編『系統看護学講座―循環器』医学書院，2009，p.123より引用

② 呼吸能の情報収集とアセスメント

呼吸状態としては，呼吸数，呼吸パターン，胸郭の可動性（左右差がないかどうかなど），パルスオキシメーターによる経皮的動脈血酸素飽和度の観察が重要となる。

表3−28 呼気臭について

臭気名	具体的な臭い	原　因
アセトン臭	甘酸っぱい臭い，フルーツガムのような臭い	糖尿病性ケトアシドーシス
肝性口臭	腐った卵とにんにくの臭い	肝性昏睡
にんにく臭	にんにくの臭い	有機リンやヒ素
靴墨臭	化学物質臭であり，靴墨のような臭い	ニトロベンゼン
杏仁水様臭	杏仁豆腐のような臭い	シアン化合物

出所）『2019年版　ユーキャンのナース実用手帳』2018，p.72を一部改変

表3−29 呼吸の異常

異常のタイプとパターン			特　徴	主な原因疾患・病態
数の異常	頻呼吸	〜〜〜	呼吸数は25回／分以上　呼吸の深さは変化なし	心不全，発熱時，代謝性アシドーシス，肺炎，骨髄炎など
数の異常	徐呼吸	〜〜	呼吸数は12回／分以下　呼吸の深さは変化なし	頭蓋内圧亢進時，麻酔薬や睡眠薬使用時，モルヒネ中毒など
深さの異常	過呼吸	〜〜〜	安静呼吸時の1回換気量の増加	運動直後，貧血，激しい感情の変化，代謝性アシドーシスなど
深さの異常	減呼吸	〜〜〜	安静呼吸時の1回換気量の低下	睡眠時，呼吸筋の筋力低下，胸郭可動性の障害など
数と深さの異常	多呼吸	〜〜〜	呼吸数・深さがともに増加	代謝性アシドーシス，胸水貯留など
数と深さの異常	少呼吸	〜〜	浅く，ゆっくりとした呼吸	不可逆性な呼吸停止の直前など
数と深さの異常	浅速呼吸	〜〜〜	速い吸息とゆっくりとした呼息	肺水腫，肺気腫，胸郭可動性の低下など

第2節　心身機能と身体構造

周期性の異常	チェーンストークス呼吸		無呼吸，浅い呼吸，深い呼吸の繰り返し	脳疾患，さまざまな疾患の末期，高齢者では，健康でも睡眠中に見られることがある
	クスマウル呼吸		異常に深い大きな呼吸が持続し，雑音を伴う	糖尿病性昏睡や尿毒症昏睡など
	ビオー呼吸		深い呼吸が，突然中断されたり元に戻ったりする	髄膜炎，脳炎，脳腫瘍，頭蓋内圧亢進時など

出所）『2019年版　ユーキャンのナース実用手帳』2018，p.71を一部改変

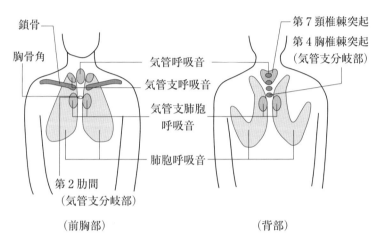

図3－8　呼吸音聴診部位

表3－30　聴診音

聴診音		特　徴	主な疾患
呼吸音	気管音	頸部前面の気管上を聴診して，聴くことができる正常な呼吸音。呼気・吸気のいずれでも聴取ができる	
	気管支音	健康な場合でも，胸骨上や肺尖部内側正中部に近い肺野で聴取ができる	肺炎や無気肺（本来は肺胞音が聴かれるべき部位で聴取される）
	肺胞音	末梢側の胸壁上で聴かれる正常呼吸音	
ラ音	連続ラ音（乾性ラ音）	笛音：持続性のある高音で，ピーという笛のような音，またはクーという音 いびき音：低音でガーまたはグーといういびきのような音	気管支喘息など
	断続性ラ音（湿性ラ音）	水泡音：低調で粗く，一般に吸気に出現 捻髪音：細かく数も多く，より高調。吸気にも出現する	左心不全，間質性肺炎，石綿肺など

出所）『2019年版　ユーキャンのナース実用手帳』2018，p.70を一部改変

表3－31　ヒュー・ジョーンズの呼吸困難度分類

Ⅰ度	同年齢の健常者と同様に労作ができ，歩行や階段の昇降も健常者並みにできる
Ⅱ度	同年齢の健常者と同様に歩行できるが，坂や階段は健常者並みには昇降できない

Ⅲ度	平地でさえ健常者並みに歩けないが，自分のペースなら1.6km以上歩くことができる
Ⅳ度	休みながらでなければ，50m以上歩けない
Ⅴ度	会話や着物の着脱にも息切れする。息切れのため外出できない

出所）『2019年版　ユーキャンのナース実用手帳』2018，p.69から引用

　喘息はアレルゲンにより発作を生じるため，発作が生じないようにコントロールを行うことが求められる。しかし，発作の程度が重度である場合は，急性気道閉鎖が生じ窒息死に至るため，コントロールの状況を観察していくことが必要である。

表3-32　喘息のコントロールの状態の評価

	コントロール良好 （すべての項目が該当）	コントロール不十分 （いずれかの項目が該当）	コントロール不良
喘息症状 （日中および夜間）	なし	週1回以上	コントロール不十分の項目が3つ以上当てはまる
発作治療薬の使用	なし	週1回以上	
運動を含む活動制限	なし	あり	
呼吸機能 （FEV_1およびPEF）	予測値あるいは 自己最高値の80％以上	予測値あるいは 自己最高値の80％未満	
PEFの日（週）内変動	20％未満[*1]	20％以上	
増悪 （予定外受診，救急受診，入院）	なし	年に1回以上	月に1回以上[*2]

*1：1日2回測定による日内変動の正常上限は8％である。
*2：増悪が月1回以上あれば他の項目が該当しなくてもコントロール不良と評価する。
出所）　喘息予防・管理ガイドライン2015　アレルギー．66（2）．2015，pp.97-81から引用

表3-33　喘息重症度

重症度		軽症間欠型	軽症持続型	中等症持続型	重症持続型
喘息症状の特徴	頻度	週1回未満	週1回以上 毎日ではない	毎日	毎日
	強度	症状は 軽度で短い	月1回以上 日常生活や睡眠が 妨げられる	週1回以上 日常生活や睡眠が 妨げられる	日常生活に制限
				短時間作用性吸入 β2刺激薬頓用が ほとんど毎日必要	治療下でもしばしば増悪
	夜間症状	月に2回未満	月2回以上	週1回以上	しばしば
PEF $FEV_{1.0}$	％$FEV_{1.0}$ ％PEF	80％以上	80％以上	60％以上 80％未満	60％未満
	変動	20％未満	20～30％	30％を超える	30％を超える

肺機能（PEF：ピークフロー，$FEV_{1.0}$：1秒率）
出所）　喘息予防・管理ガイドライン2015，http://www2s.biglobe.ne.jp/~yakujou/memo/zensoku.html（2019.7.10）

第2節　心身機能と身体構造

表3－34　高血圧の基準

分類		収縮期血圧		拡張期血圧
正常域血圧	至適血圧	＜120	かつ	＜80
	正常血圧	120〜129	かつ／または	80〜84
	正常高値血圧	130〜139	かつ／または	85〜89
高血圧	Ⅰ度高血圧	140〜159	かつ／または	90〜99
	Ⅱ度高血圧	160〜179	かつ／または	100〜109
	Ⅲ度高血圧	≧180	かつ／または	≧110
	（孤立性）収縮期高血圧	≧140	かつ	＜90

出所）　日本高血圧学会，https://www.jpnsh.jp/　2014年度版（2019.1.10閲覧）

表3－35　診察室血圧に基づいた心血管病リスク層別化

血圧分類 リスク層 （血圧以外の予後影響因子）	Ⅰ度高血圧 （140〜159/90〜 99mmHg）	Ⅱ度高血圧 （160〜179/100〜 109mmHg）	Ⅲ度高血圧 （≧180/≧ 110mmHg）
リスク第一層 （予後影響因子がない）	低リスク	中等リスク	高リスク
リスク第二層 （糖尿病以外の1〜2個の危険因子，3項目を満たすMetSのいずれかがある）	中等リスク	高リスク	高リスク
リスク第三層 （糖尿病，CKD，臓器障害／心血管病，4項目を満たすMetS，3個以上の危険因子のいずれかがある）	高リスク	高リスク	高リスク

＊メタボリックシンドロームは，内臓脂肪型肥満（内臓肥満・腹部肥満）のことであり，高血糖・高血圧・脂質異常症のうち2つ以上を合併した状態である。

出所）　日本高血圧学会，https://www.jpnsh.jp/　2014年度版（2019.1.10閲覧）

③血圧の情報収集とアセスメント

　血圧測定部（多くは上肢）を心臓と同じ高さに合わせ，血圧測定によって，収縮期血圧と拡張期血圧を測定する。それぞれの値を確認し，高血圧の分類に沿って異常値を判断する。

4）高齢者に多い疾患

①虚血性心疾患

　心筋の栄養血管である冠状動脈が何らかの原因によって，循環不全を起こし，心筋が虚血状態となり，心機能が一時的あるいは継続的に低下する。代表的な疾患として狭心症と心筋梗塞がある。

表3-36 狭心症と心筋梗塞

	原因	症状	治療
狭心症	冠状動脈の狭窄やれん縮で心筋が一時的に虚血状態となる（可逆性）	一時的な症状として出現し、15分以内に消失することが多い。胸部苦悶感、胸部絞扼感、胸圧迫感、狭心痛（胸骨後部から左腕にかけて放散痛として出現することが多い）	ニトログリセリンの舌下投与。狭心症の既往歴がある場合は、ニトログリセリンを常時携帯するよう指導する
心筋梗塞	冠状動脈の狭窄やれん縮により心筋が虚血性壊死を起こす（不可逆性）。閉塞の原因としては、動脈硬化、血栓など。	突然の激しい胸痛が出現する。胸痛は30分以上持続し、心筋の壊死部によって症状は異なるが、ショック症状、不整脈などを生じることが多い。一方、高齢者では、激しい胸痛を伴わない場合もある。	胸痛に対しては壊死が生じているためにニトログリセリンでは効果が得られず、モルヒネなどの麻薬を用いる

② **弁膜疾患**

溶レン菌などの感染症に続発して生じることが多い。弁の障害の種類によって閉鎖不全症（弁の開閉に不備が生じて、しっかりと閉じないため、血液が逆流する）と狭窄症（弁口が狭くなることにより、血液の通過が妨げられ、血液が滞る）に大別できる。保存療法としては、心機能に応じた薬物療法、塩分制限、運動制限などがあり、外科的手術としては、人工弁置換術や弁形成術などがある。

☆**僧房弁狭窄症**：血液の逆流が生じるため、心拍出量の減少により、労作時の息切れなど疲労しやすくなる。左房圧上昇により、不整脈も起こりやすく、左房内に血液が停滞するために、左房内に血栓ができやすい。左房内の血栓が遊離すると、脳梗塞（心原性）などとなる。僧房弁顔貌として、頬部が紅潮して暗紫色を呈する。

☆**僧房弁閉鎖不全症**：僧房弁狭窄症と同じような症状を示すが、血液は停滞しないため、左房内血栓の頻度は少ない。

③ **心不全**

心筋の収縮力が何らかの原因により障害され、心拍出量が減少した状態をいう。多くは、各種の心疾患から続発して生じる。基礎疾患のコントロールが不良な場合に生じることが多く、基礎疾患の治療とともに、心不全に対する治療を行う。

表3－37　心不全の分類と症状

	病態	症状	対応
左心不全	左心室の収縮力の低下により，全身に十分血液を送り出すことができなくなった病態である。そのため，肺に血液が貯留し，肺うっ血を起こす	空咳，動悸，息切れ，発作性夜間呼吸困難，起座呼吸，喘鳴，湿性ラ音，チアノーゼ，乏尿，重症例では肺水腫を呈し，泡沫状血痰（ピンク痰）を喀出	ギャッチアップを常時行う（15～30度）。水分制限，塩分制限，各種強心剤や利尿薬の使用
右心不全	右心室の収縮力の低下により，肺に十分血液を送り出すことができなくなった病態である。そのため，体静脈系の血液が停滞する。右室圧上昇→右房圧上昇→上・下大静脈圧上昇→体静脈系うっ血となる	下肢の浮腫（朝方は軽減し，就寝前に増強する），肝臓肥大，腹水，胸水，頸静脈怒張，中心静脈圧上昇，体重増加，乏尿，右季肋部痛，腹部膨満感	左心不全を合併していなければ，ベッド上で休息をとる場合は，下肢の挙上を行う。下肢の足浴やマッサージによって循環を促す。水分制限，塩分制限，各種強心剤や利尿薬の使用

出所）安藤邑惠ら編『ICF の視点に基づく高齢者ケアプロセス』学文社，2009，p.69より一部改変

④ 肺　炎

細菌やウイルスなどにより，肺実質に炎症が生じた疾患をいう。間質に炎症があるものは間質性肺炎であり，肺胞に炎症がある場合を肺炎と区別することが多い。炎症反応を白血球数やCRP（C反応性タンパク）によりアセスメントする。

☆肺炎の分類

誤嚥性肺炎：食べ物や唾液などを誤嚥することによって生じる肺炎であり，高齢者に多い。口腔内の衛生状態を良くすることで発症の低減に繋がる。

市中肺炎：通常の社会生活の中で罹患する肺炎であり，原因として肺炎球菌などがある。自治体単位で高齢者に対して予防接種が実施されている。

院内肺炎：病院や施設などの療養の場で罹患する肺炎であり，原因としてMRSA（メチシリン耐性黄色ブドウ球菌）や緑膿菌などがある。免疫力が低下した高齢者や手術後などに感染しやすい。

マイコプラズマ肺炎：細菌性の肺炎に比べると全身症状は少ないが，激しい乾性咳嗽が特徴である。

⑤ 結　核

結核菌の飛沫感染や再燃によって肺に結核性病変が生じる。高齢者では，再燃による発症が多い。初期には無症状であるが，進行すると悪寒戦慄，高熱，呼吸困難，胸痛，喀血が起こる。喀血時は，出血肺を下にした側臥位とし，健側側に血液を吸引させないようにする。合わせて，患部の冷罨法と砂嚢で圧迫する。結核は，長期間内服治療が必要であるため，内服アドヒアランスを保てるように援助する。

表3-38 喀血と吐血の鑑別

	喀 血	吐 血
排出状況	咳嗽を伴い排出	嘔気や胃部不快感などを伴い排出
色	鮮紅色	暗赤色（食道動脈瘤破裂や大量出血の場合は鮮紅色）
性状	流動的，泡沫（空気を含んでいる）	凝固傾向
pH	アルカリ性	酸性
混入物	粘液，膿	食物残渣
下血	伴うことは少ない	伴うことが多い
病歴	呼吸器疾患（主に結核）	消化器疾患

⑥ 気管支喘息

　気管や気管支がさまざまな原因によって反応性を高め，気管支平滑筋の収縮（れん縮）を引き起こし，気管支粘膜の浮腫，粘膜からの分泌亢進によって気道狭窄を生じる疾患である。外因としては，ハウスダスト，ダニ，花粉などの吸入アレルゲンと牛乳，卵，蕎麦などの食事性アレルゲンがある。喘息の発作の程度に応じた治療を早急に行う必要がある。

⑦ 慢性閉塞性肺疾患（COPD）

　有毒物質などを長期に渡り吸引することで，末梢気道に慢性的な炎症が生じ，気道や肺の過剰な反応を招き，慢性の咳嗽，喀痰，労作時の息切れなどを起こす。進行性の疾患であり，長期に療養が必要になる。薬物療法，包括的呼吸リハビリテーション，在宅酸素療法（HOT），また手術がなされる場合もある。

⑧ インフルエンザ

　インフルエンザウイルスの飛沫感染により発症する。感染後1～3日の潜伏期があり，その後，38度を超える発熱，頭痛，筋肉痛，関節痛が風邪症状とともに出現する。抗インフルエンザ薬は発症から48時間以内に開始することが望ましいため，症状があった場合は速やかに治療を開始する。病院や施設では易感染状態であるため，集団感染を防ぐために，うがいや手洗いを十分に行い，マスクの着用を行う。また，インフルエンザウイルスは，乾燥した環境で活性化するため，適切な室温と湿度（50～70％）を保つように調整を行う。なお，インフルエンザワクチンによる予防接種は，毎年実施する必要がある。

⑨ 鉄欠乏性貧血

　思春期の月経に伴う身体備蓄鉄分の不足で生じることが多いが，高齢者の場合も比較的多く見られる。鉄分を多く含む食品を摂取するとともに，偏食をなくし，蛋白質やビタミンCなどを含む調和のとれた食事を摂るようにする。

5．消化器系・代謝系・内分泌系の機能と消化器系・代謝系・内分泌系に関連した構造

1）ICFによる枠組み

WHOが示す主な情報と観察内容を以下に示す。

項　目	主　な　情　報　と　観　察　内　容
⑤消化器系・代謝系・内分泌系の機能	・摂食機能，唾液分泌，**嚥下**，消化機能，蠕動運動，栄養の吸収，同化機能，体重維持機能，**排便機能**，体重維持機能，消化系に関連した感覚，全般的代謝機能，**水分・ミネラルのバランス**，**体温調節機能**，内分泌機能など

項　目	主　な　情　報　と　観　察　内　容
⑤消化器系・代謝系・内分泌系に関連した構造	・唾液腺の構造，**食道の構造**，**胃の構造**，**小腸の構造**，**大腸の構造**，膵臓の構造，**肝臓の構造**，**内分泌腺の構造**，脳下垂体，甲状腺，副甲状腺，副腎など

2）生理的な加齢変化

☆**摂食・嚥下機能の変化**：唾液量の低下や歯牙の欠損などにより，咀嚼嚥下機能の低下がみられることが多い。口の中がパサパサして食べにくかったり，大きな物をかみ砕くことができないなどがある。イカやタコなどの固いものや口の中で張り付く海苔などの摂取を避けることもある。

☆**消化機能の変化**：唾液や胃液などの分泌量が少なくなることで，栄養物を分解吸収する能力が低下する。消化吸収が不良であると，長時間消化管に留まることになり，胃もたれを感じやすくなる。また，腸の蠕動運動の低下により，便秘しやすくなる一方，刺激物に対する対処能力も低下し，下痢にもなりやすいという特徴ももつ。

☆**水分・ミネラルバランス維持の変化**：高齢になると，腎機能の低下，身体の水分量の減少（特に筋肉組織に多い細胞内液量の減少），渇中枢の機能低下などにより，脱水になりやすい。

☆**ホルモンの変化**：加齢に伴い一様に分泌が減少するのではなく，増加傾向を示すホルモンもある。
減少傾向があるホルモン：エストロゲン（閉経後急激に減少），アルドステロン，カルシトシン，成長ホルモン，エリスロポエチン
増加傾向があるホルモン：卵胞刺激ホルモン，黄体形成ホルモン，ノルアドレナリン

☆**耐糖能の変化**：加齢に伴い，末梢のインスリン感受性の低下などが生じ，糖尿病の発症率が高くなる。

3）観察のポイントとアセスメントツール

① 摂食・嚥下の情報収集とアセスメント

摂食・嚥下機能の段階のどこに課題があるのかを明らかにすることが必要である。摂食・嚥下過程は5段階に分けることができる。第1期は先行期（認知期）であり，食べ物を食べ物であると認識する時期である。認知症では先行期の障害が多く見られる。第2期は準備期（咀嚼期）であり，実際に食べ物を口に入れ咀嚼し食塊を形成する時期である。第3期は口腔期であり，口腔から咽頭へ食塊を運ぶ時期である。第4期は咽頭期であり，反射運動で食塊を咽頭から食道へ運ぶ時期である。第5期は食道期で，食塊を食道から胃へ運ぶ時期である。嚥下機能に着目すると3相に分類できる。

表3－39　嚥下機能の3相と誤嚥の発生状況

第1相	口腔咽頭相	意識的に食物を砕き，舌で唾液と混ざった食塊を，舌を使いながら咽頭腔へ送り込む時期
		・食欲のない状況で無理に食べさせる ・スピードが速い食べ方，一気に食べる（認知症に多い） ・丸呑みをするような食べ方 ・咀嚼能力に見合わない食物の形状（おもちやカステラなど注意） ・盗食などであわてて食べる
第2相	咽頭食道相	食塊が咽頭に触れると，不随意的に食道に送られる。このときに，食塊が気管に入らないように，反射的に喉頭蓋が閉鎖する。そのため，呼吸運動も一時的に停止し，無呼吸の状態となる。
		・嚥下が完了しないうちに次の食物を口に入れる ・一度に口腔に入れる量が多すぎる ・臥床させたまま，あるいは上を向いた状態での飲食 ・食事中の注意力散漫 ・かまずに飲み込み喉につまらせる
第3相	食道相	不随意的に，食塊が食道の入り口から胃の噴門に入る。
		・食道に何かが引っかかったように感じる

出所）小木曽加奈子『医療職と福祉職のためのリスクマネジメント』学文社，2010，p.126より引用

　食物が食べられるかどうかを判断することが必要である。誤嚥は軽微な症状から死を招くこともあるため，十分にアセスメントを行う必要がある。アセスメントでリスクを察知できることも多く，リスクがある場合でも経口的に食事を続けることもある。そのため，誤嚥が生じた場合は，できるだけ誤嚥物を早期に取り除くことが重要となる。患者自身が咳をすることができる場合は，できるだけ大きな咳をさせ，背部を下から上へ叩きながら喀出を促す。また，吸引器やハイムリック法を活用しても良い。誤嚥により誤嚥性肺炎を招くことも多い。誤嚥時の肺炎予防としては，日頃から口腔ケアを充実させ，口腔内の細菌を低減させることが必要となる。

水飲みテストの方法は各種あるが，いずれの場合でも誤嚥のリスクがある対象者に対して実施される。そのため，対象者の様子を見ながら実施することが必要である。

表3−40　在宅チーム医療栄養管理研究会の第1段階調査票

質問に対して，該当する箇所を○で囲んで下さい。この結果は，後日連絡致します。

質　問　項　目		
① 食事は1人で食べることが多いですか	はい	いいえ
② 買い物や食事の支度は1人でできますか	はい	いいえ
③ 1日3回きちんと食べていますか	はい	いいえ
④ この頃，食べられる量が少なくなったと感じていますか	はい	いいえ
⑤ この頃，体重が減ってきたと感じますか	はい	いいえ
⑥ 野菜は毎日食べていますか	はい	いいえ
⑦ 晩酌を毎日しますか	はい	いいえ
⑧ 薬は何種類飲んでいますか	3種類以上	2種類以下
⑨ 食べたり，飲んだりするときにむせますか	はい	いいえ
⑩ 入れ歯や噛み合わせに問題がありますか	はい	いいえ
合　　　計		点

■部分のチェック数を1点として，合計をして下さい。

【判断の目安】
0〜1点：問題ありません。定期的な栄養状態のチェックを行って下さい。
2〜5点：あなたの栄養状態の危険度は中程度です（要観察）。第2段階調査（脱水発見調査）が必要です。
6点以上：あなたは栄養危険の疑いがあります（危険）。医療機関を受診して栄養評価をしてもらい，治療の要否を判断してもらいましょう。

出所）　在宅チーム医療栄養管理研究会「第1段階調査票」，http://www.teameiyo.com/report.html（2019.7.10閲覧）

表3−41　改訂水飲みテスト

手技	冷水3mlを口腔前庭に注ぎ，嚥下してもらう。もし，可能なら，追加して2回嚥下運動をさせる。最も悪い嚥下活動を評価する。もし，判定基準が4点以上なら最大2試行（合計3試行）をくり返し，最も悪い評価として掲載する。
判定基準	1　嚥下なし，むせる and／or　呼吸切迫 2　嚥下あり，呼吸切迫（不顕性誤嚥 Silent aspiration の疑い） 3　嚥下あり，呼吸良好，むせる and／or　湿性嗄声 4　嚥下あり，呼吸良好，むせない 5　4に加え，追加嚥下運度が30秒以内に2回可能

出所）　大渕律子ら『ナーシング・グラフィカ27　老年看護学―老年看護の実践』メディカ出版，2006，p.100より引用

また，摂食・嚥下アセスメント・スコアシートを活用することで，課題が明確化できる。その症状に応じた援助方法を導き出すことにも役立つ。栄養状態をアセスメントして，適正体

表3-42 摂食・嚥下アセスメント・スコアシート

該当する箇所に○をつける

アセスメント項目		チェックポイント	とても良好な状態（1点）	正常な状態（2点）	やや不良な状態（3点）	とても不良な状態（4点）
A 食欲の状態	食欲 流動状態 生活習慣 姿勢	呼吸状態，顔色，痰の量，喘鳴，肺雑音，発熱がないか				
		食欲はあるか				
		食事環境はよいか（机の高さなど）				
		食事の体位はとれているか（前傾・前屈）				
		姿勢の保持はできるか				
		精神的問題はないか				
B 食べ物の認識の状態	食べ物の認識	意識がはっきりしているか				
		理解力はよいか				
		スプーンなどが口唇に触れると開口するか				
		食べ物を認識できるか				
		食べ物を選択できるか				
		1回に口に入れる食べ物の量が適量か				
C 口への取り込みの状態	上肢運動 開口障害の有無 口への取り込み	上肢の運動に問題がないか				
		巧緻性（動きのなめらかさ）はよいか				
		開口状態はよいか				
		表情で額の皺・口角の左右差はないか（左右差）				
		口唇が閉じられるか				
		口唇音の発音ができるか（ま行・は行・ぱ行）				
		口唇から唾液が漏れないか				
		口から食べこぼしがないか				
D 咀嚼（そしゃく）と食塊形成の状態	口腔内の状態 歯牙の状態 口腔内の清潔 唾液分泌の状態 顎関節・咀嚼筋・顎関節による上下・回旋運動 舌の運動障害はあるか	歯牙があるか				
		義歯が合っているか（ない場合は4点）				
		口腔粘膜の問題はないか				
		口臭がないか				
		口腔内の乾燥はないか				
		下顎の上下・回旋運動ができるか				
		かむことができるか				
		舌の突出後退，口蓋につけることができるか				
		舌で口唇をなめることができるか				
E 咽頭へ	咽頭通過	飲み込みに時間がかからないか				

の送り込み の状態	口腔知覚障害 舌の運動障害	口の中に食べ物を溜め込んでいないか				
		上を向いて飲み込んでいないか				
F 咽頭通過・食道への送り込みの状態	嚥下反射 嚥下反射の減弱 喉頭挙上不全はあるか 食道への送り込み	水分でむせていないか				
		食べ物でむせていないか				
		食後に咳がないか				
		喉に食べ物の残留感がないか				
		食後に声が変わらないか				
		喉がゴロゴロしていないか				
		痰の量が増えていないか				
G 食道通過の状態	食道通過 胃食道逆流	胸やけがないか				
		飲んだ物やすっぱい液が喉に逆流していないか				
		就寝中に咳がないか				

出所）小木曽加奈子『医療職と福祉職のためのリスクマネジメント』学文社，2010，p.127より引用

重が維持されているかどうかを，BMI を用いてアセスメントしていき，それぞれの食事量も換算していくことが求められる。

BMI：体重（kg）÷（身長 m × 身長 m）

表 3 −43　BMI による肥満度の判定基準

低体重（やせ）	普通体重	肥満（１）	肥満（２）	肥満（３）	肥満（４）
18.5未満	18.5〜25未満	25〜30未満	30〜35未満	35〜40未満	40以上

出所）日本肥満学会，http://www.jasso.or.jp/

表 3 −44　摂食・嚥下障害の症状と看護計画

障害の種類	症状（観察・問診）	看護計画（実施項目に□チェック）
食物の認識障害	□食物に無反応 □ボーッとしている □食事の途中で寝てしまう □注意散漫 □食事中の感情失禁 □口の中にいれたまま止まってしまう □次々と口に詰め込む	□覚醒しているときに摂食する □覚醒を促す □食事に集中できる環境を設定 □十分に咀嚼するよう指導 □スプーンを小さくする □口の中に残っていないか確認 □スプーンに入れて本人に渡す □食事内容変更（嚥下食Ⅱへ）
口への取り込み障害	□口の中に取り込めない □食物が口からこぼれる □唾液が口角から流れる	□姿勢を30度（介助）60度（自力）半座位へ □下顎固定と口唇閉鎖介助 □食事内容変更（嚥下食Ⅱへ）
咀嚼と食塊形成障害	□口が乾いている □うまく噛めない □義歯が合っていない □義歯がない	□食前にのどのアイスマッサージ □口腔の健側に食物を入れる □姿勢を30度（介助）60度（自力）半座位へ

咽頭への送り込み障害	□飲み込みに時間がかかる □食物を口にためこんでいる □上を向いて飲み込む	□姿勢を30度（介助）60度（自力）半座位へ □嚥下食を奥舌（舌の奥へ）に入れる □「もぐもぐ」を促す □交互嚥下（ペースト食とゼラチンゼリーやお茶） □口の中に残っていないか確認してから次を口に入れる □食事内容変更（嚥下食Ⅱへ）
咽頭通過・食道への送り込み障害	□水分でむせる □食事でむせる □食後に咳が出る □のどに食物残渣を感じる □飲み込みにくいと感じる □鼻から食物が出てくる □嚥下後に声が変わる □がらがら声である □のどがゴロゴロしている □声がかすれる □痰がふえた	□食事に集中できる環境を設定 □姿勢を30度（介助）60度（自力）半座位へ □食事前に嚥下体操 □食前にのどのアイスマッサージ □口の中に残っていないか確認してから次を口に入れる □交互嚥下（ペースト食とゼラチンゼリーやお茶） □食事の途中に咳払いや発声をして空嚥下（咽頭残留除去） □食事内容変更（嚥下食Ⅱへ）
食道通過の障害	□胸に食物が残ったり，つまった感じがする □食物やすっぱい液がのどに戻ってくる □嘔吐することがある □就寝中に咳が出る	□食事終了時に空咳を数回する □食後2時間60度以上の座位保持 □食事中，直後は吸引しない □就寝中，ギャッチアップ15度

出所）川西秀徳編『SEIREI 栄養ケア・マネジメントマニュアル』医歯薬出版，2007, p.43を一部改変

表3－45 適正な日常生活のおおよその目安

- 適正体重の維持：BMIが18.5以上25未満
- 脂肪エネルギー：1日摂取比率25％以下
- 食塩摂取量：1日10g未満
- 野菜摂取量：1日350g以上
- 牛乳・乳製品：1日130g以上
- カリウム摂取量：1日3.5g以上
- 日常生活における歩数：男性は9,200歩，女性は8,300歩
- 1日の摂取アルコール量：20g（ビールなら中ビン1本相当）
- 歯の喪失防止：80歳で20歯以上，60歳で24歯以上自分の歯を残す

出所）厚生労働省「健康日本21」から抜粋．
https://www.mhlw.go.jp/topics/kenko21_11/top.html

第2節　心身機能と身体構造

顔の筋肉を動かす運動

口の運動

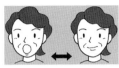
① 口を大きく開いたりパッと閉じるを繰り返す

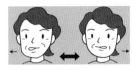
② 下あごを右左に動かす運動を繰り返す

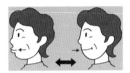
③ くちびるをつき出したり横に引く動作を繰り返す

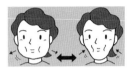
④ 頬をふくらませたりへこませたりする運動を繰り返す

舌の運動

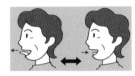
⑤ 舌を口の外につき出したり戻したりする運動を繰り返す

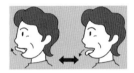
⑥ 舌を鼻に近づけたり下あごに近づけたりする運動を繰り返す

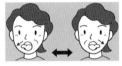
⑦ 舌先を右左に動かす運動を繰り返す

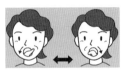
⑧ 舌をくちびるにそい左まわり，右まわりと回す運動を繰り返す

その他

⑨ 咳払いを数回する

⑩ パパパパ，ララララなどのアの段を続けて発音する

図3－9　嚥下体操

出所）在宅チーム医療栄養管理研究会監修『スリーステップ栄養アセスメントを用いた在宅高齢者食事ケアガイド』第一出版，2004，p.131より一部改変

　口腔機能が低下した対象者に対しては，嚥下体操を実施することが望ましい。楽しい雰囲気で実施できるように，音楽をかけるなど雰囲気作りも重要となる。

② 消化機能の情報収集とアセスメント

肝硬変などでは，肝臓の解毒作用の低下により，体内に取り込まれたあるいは体内で産生された中毒性物質が体内に長く留まり，昏睡に至る場合がある。

表3-46 肝性脳症の昏睡度の分類

昏睡度	精神症状	参考事項
Ⅰ 前駆期	睡眠─覚醒リズムの逆転 多幸気分，時に抑うつ状態，だらしなく，気にとめない状態	retrospective（逆行性）にしか判断ができない場合が多い
Ⅱ 切迫昏睡	指南力（時・場所）障害，物をとり違える（confusion） 異常行動（例：お金をまく，化粧品をゴミ箱に捨てるなど） 時に傾眠状態（普通の呼びかけで開眼し，会話ができる） 無礼な言動があったりするが，医師の指示に従う態度をみせる	興奮状態がない 尿便失禁がない 羽ばたき振戦あり
Ⅲ 昏迷	しばしば興奮状態またはせん妄状態を伴い，反抗的態度をみせる 嗜眠状態（ほとんど眠っている） 外的刺激で開眼しうるが，医師の指示には従わない，または従えない（簡単な命令には応じうる）	羽ばたき振戦あり （患者の協力が得られる場合） 指南力は高度に障害
Ⅳ 昏睡	昏睡（完全な意識の消失） 痛み刺激に反応する	刺激に対して払いのける動作，顔をしかめるなどがみられる
Ⅴ 深昏睡	深昏睡 痛み刺激にもまったく反応しない	

出所）厚生労働省特定疾患難治性の肝炎調査研究班劇症肝炎分科会 （1981年9月，於岐阜）
　　　明石惠子編『ナーシング・グラフィカ11　健康の回復と看護─栄養代謝機能障害』メディカ出版，2006，p.97より一部改変して引用

表3-47 排便アセスメント表

項目	内容
疾患	□脳血管障害　□パーキンソン病　□認知症　□甲状腺機能低下症　□うつ病　□糖尿病　□大腸疾患　□消化管術後　□腸閉塞 その他（　　　　　　　　　　　　）
治療薬	□鎮痛薬　□鎮咳薬　□向精神病薬　□降圧剤　□パーキンソン病薬　□利尿薬　□抗ヒスタミン薬　その他（　　　　　　　　　　　　）
排便回数	日に　　回
排便量	□付着程度　□母指頭大　□手挙大1個分　□手挙大2個分　□大量
性状	□水様便　□泥状便　□やや軟便　□軟便　□普通便　□やや硬い　□硬い □兎便
色	□白　□茶色　□明るい黄色　□黒　□血液の混入 その他（　　　　　　　　　　　　）

第2節　心身機能と身体構造

腹部症状 （自覚的）	□腹部の張りがある　□腹部の緊張感がある　□排便後もしぶる　□肛門部の不快感 その他（　　　　　　　　　　　　　　　　）
腹部の緊張 （他覚的）	□柔らかい　□張っている　□便が触れる その他（　　　　　　　　　　　　）
腸蠕動音	□弱い　□金属音　□音がしない　□ぐる音の聴取適度　□ぐる音の亢進

出所）　安藤邑惠ら編『ICFの視点に基づく高齢者ケアプロセス』学文社，2009，p.79より引用

　摂取した食物から栄養分を消化吸収し，不要になった残渣が便となり，朝の覚醒，運動，食事などが刺激となり排便に至るが，この便の排泄が快適にできなくなった状態を排便障害という。また，便の色調によるアセスメントも重要である。

　蓄便困難：下痢，便失禁
　排泄困難：便秘　過敏性腸症候群：下痢と便秘を繰り返す

タイプ1	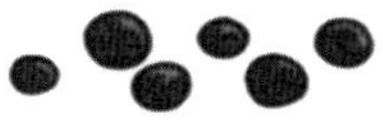	コロコロ便	木の実のようなコロコロしたかたいかたまりの便，ウサギの糞のような便	便秘傾向
タイプ2	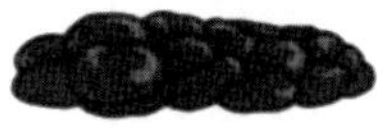	かたい便	短くかたまったかたい便	
タイプ3	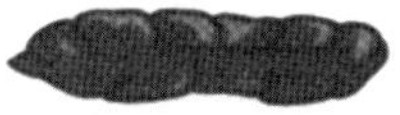	ややかたい便	水分が少なく表面にひび割れのある便	
タイプ4	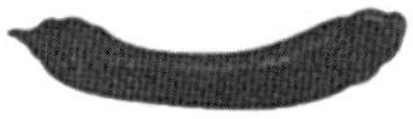	普通便	表面がなめらかでやわらかい，あるいはヘビのようなとぐろを巻く便	普通便
タイプ5	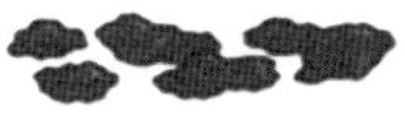	ややわらかい便	水分が多く非常にやわらかい便，はっきりとした境界のあるやわらかい半固形の便	
タイプ6	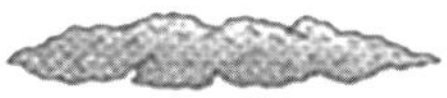	泥状便	形のない泥のような便，境界がほぐれてふわふわとやわらかい粥状の便	下痢傾向
タイプ7	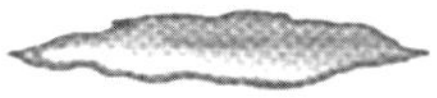	水様便	かたまりのない水のような便	

図3-10　ブリストル便性状スケール

出所）　北川公子ら編『老年看護学』医学書院，2019，p.169から作図

第3章 ICFの概念とその活用

表3-48 便の色調によるアセスメント

色　調	異常値を示す病態，疾患
赤色便（新鮮血便）	大腸炎，大腸がん，直腸がん，赤痢，痔核
黒色便（タール便）	胃・十二指腸潰瘍，胃がん，食道静脈瘤破裂（吐血も伴う）
黒色便	鉄剤使用時，炭末服用
灰白色便	胆道閉塞，肝炎の急性期，バリウム検査後
淡黄色便	高度の下痢便，脂肪便，下剤の服用
緑色便	抗生物質投与，食品の影響

出所）大久保昭行編『系統看護学講座別巻臨床検査』医学書院，2008，p.98を一部改変

　大腸がんなどにより，人工肛門を造設することもある。人工肛門は造設された位置により，ケアの留意点が異なる。ストーマは，切除された腸の部位により，4つに大別できる。

＜代表的な消化管ストーマ＞

☆**S状結腸ストーマ**：直腸を切断した場合など。便の性状は手術前とほぼ変わらない。

☆**上行結腸ストーマ**：結腸の一部を切除した場合など。便はやや水分が多くなる。

☆**横行結腸ストーマ**：結腸の一部を切除した場合など。ストーマの孔は，双孔式（2つのストーマがある）になることもある。便はやや水分が多くなる。

☆**回腸ストーマ**：大腸をすべて切除しているため，便中には電解質や水分が多く含まれる。不消化物がそのまま便中に含まれることもあり，それが腸管を刺激することも多いため，海藻など消化が悪い物はできるだけ控えるようにする。

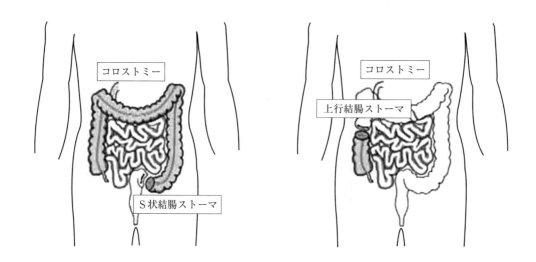

第2節　心身機能と身体構造

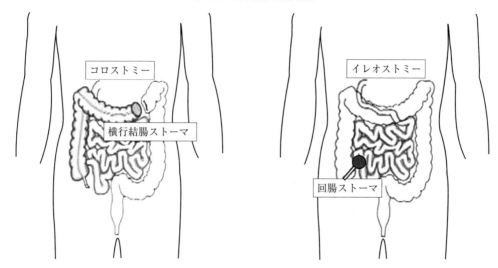

図3-11　代表的な消化管ストーマ

出所）日本オストミー協会，http://www.joa-net.org/contents/knowledge/index.htm より作図

どのような個所に、どのような腹痛が生じているのかを情報収集していくことは、病態や治療の必要性などのアセスメントに欠かすことができない重要な情報である。

表3-49　腹痛の種類

内臓痛	消化管や実質臓器の刺激によって生じる疼痛。鈍痛や疝痛
体性痛	壁側腹膜の刺激によって生じる疼痛。刺すような鋭い痛み
関連痛	病態の原因となっている部位より少し離れた体表面で痛みを感じる

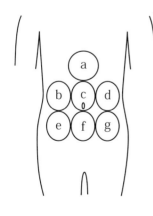

a（心窩部）…胃十二指腸潰瘍，潰瘍穿孔，虫垂炎初期，膵炎，急性胆嚢炎，急性胃粘膜病変，心筋梗塞，狭心症，心膜炎など
b（右上腹部）…胆石症，胆嚢炎，胃十二指腸潰瘍，潰瘍穿孔，膵炎，肝炎，肝がん，肝膿瘍，虫垂炎，尿路結石など
c（臍部）…虫垂炎初期，膵炎，イレウス（腸閉塞），大動脈瘤破裂など
d（左上腹部）…胃十二指腸潰瘍，潰瘍穿孔，急性膵炎，脾破裂，脾梗塞，急性腸炎，尿路結石など
e（右下腹部）…右尿管結石，右卵巣嚢腫，虫垂炎，腸間膜リンパ節炎，メッケル憩室炎，ベーチェット病など
f（中央下腹部）…子宮内膜症，子宮外妊娠破裂，急性骨盤腹膜炎，卵巣嚢腫，虫垂炎など
g（左下腹部）…左尿管結石，左卵巣嚢腫，結腸憩室炎，大腸炎，大腸がん，大腸穿孔など

図3-12　腹痛の部位と腹痛

③ 糖代謝の情報収集とアセスメント

　糖尿病は，慢性的なインスリンの作用不足によって生じる代謝異常である。なお，現時点では分類できないものもあり，その場合は分類不能とする。インスリン依存型では食事療法・運動療法などを行うが，インスリン治療も行うこととなる。

表3－50　糖尿病における2種類の症状

高血糖	多尿，口渇，多飲，多食，疲労感，倦怠感，体重減少，皮膚の乾燥
低血糖	冷汗，動悸，顔面蒼白，手足の震え，脱力感，集中力の低下，気分の変調，異常行動（低血糖が著しい場合：意識障害となり，適切な処置がない場合は死に至る）

出所）清野裕ら「糖尿病の分類と診断基準に関する委員会報告」『糖尿病』2012, pp.485-504より作成

表3－51　糖尿病と糖代謝異常の成因分類

Ⅰ．1型（膵β細胞の破壊，通常は絶対的インスリン欠乏に至る） 　　A．自己免疫型 　　B．特発型 Ⅱ．2型（インスリン分泌低下を主体とするものと，インスリン抵抗性が主体で，それにインスリンの相対的不足を伴うものなどがある） Ⅲ．その他の特定の機序，疾患によるもの 　　A．遺伝因子として遺伝子異常が同定されたもの 　　　(1) 膵β細胞機能にかかわる遺伝子情報 　　　(2) インスリン作用の伝達機構にかかわる遺伝子異常 　　B．他の疾患，条件を伴うもの 　　　(1) 膵外分泌疾患 　　　(2) 内分泌疾患 　　　(3) 肝疾患 　　　(4) 薬剤や化学物質によるもの 　　　(5) 感染症 　　　(6) 免疫機序によるまれな病態 　　　(7) その他の遺伝的症候群で糖尿病を伴うことの多いもの Ⅳ．妊娠糖尿病

出所）清野裕ら「糖尿病の分類と診断基準に関する委員会報告」『糖尿病』2012, p.490より引用

④ 体温の情報収集とアセスメント

　体温は個人差があるため，個人の平常時の体温を平熱とし，平熱よりも1℃以上高くなっている状態を有熱状態という。一般にクーリングを開始するのは38.0℃以上（ただし，悪寒がない場合）であり，解熱剤など薬剤を使用する場合は38.5℃以上である。

第2節 心身機能と身体構造

表3－52 体温のめやす

平均体温	36.0℃～37.0℃
低温	36.0℃未満
軽熱（微熱）	37.0℃～38.0℃
中等熱（中熱）	38.0℃～39.0℃
高熱	39.0℃以上

出所）『2019年版　ユーキャンのナース実用手帳』2018，p.102より引用

⑤ 水分・電解質の情報収集とアセスメント

表3－53 浮腫の分類

		特　徴	原因となるもの
全身性浮腫	心性浮腫	心拍出量低下による有効循環血液量の減少，さらに腎血流量の低下を引き起こし，水とナトリウムが貯留する	うっ血性心不全
	腎性浮腫	腎からの水・ナトリウムの排泄の低下が起こる	腎不全，ネフローゼ症候群，糸球体腎炎
	肝性浮腫	末梢血管拡張による有効循環血液量の減少およびアルブミンの生成障害による血漿アルブミン濃度の低下	肝炎，肝硬変
	栄養障害性浮腫	タンパク質の摂取不足による血漿アルブミン濃度の低下が血漿膠質浸透圧を低下させ，血管内の水が組織間隙へ移動する	低栄養，吸収不良症候群
	内分泌性浮腫	通常，甲状腺機能障害による浮腫は必ずしも圧痕が残らない	甲状腺機能低下症または亢進症，クッシング症候群
	薬剤性浮腫	非ステロイド性抗炎症薬による腎血管の収縮，血管拡張薬による細動脈の拡張による	非ステロイド性消炎鎮痛薬，カルシウム拮抗薬
	特発性浮腫	若年者に多く，浮腫が顔や四肢にかぎられ，内臓系の浮腫がなく，浮腫の程度が日内変動する	不明
局所性浮腫	静脈性浮腫	静脈還流が阻害されて，静脈内圧が上昇し，間質液が増加する	上大静脈症候群，下大静脈症候群，深部静脈血栓症，下肢静脈瘤
	リンパ性浮腫	リンパ還流が阻害されて，リンパ管による体液の吸収が減少する	悪性腫瘍やリンパ腫によるリンパ還流のうっ滞
	炎症性浮腫	局所に炎症が起こると，毛細血管の透過性が亢進し，水分やナトリウム以外に血漿タンパク質や脂質も組織間隙を通過する	感染症，アレルギー，熱傷

出所）北川公子ら編『老年看護学』医学書院，2019，p.245を一部改変して引用

　1日の尿量から異常を察知することも必要であり，1日の尿量が400mℓ以下になると，老廃物を体外に排出することが困難になる。循環不全の状態では，腎臓への血液量低下により，尿

の産生ができないなど，尿量の低下とともに，何が原因であるかを見極めることも重要となる。

表3－54　尿量異常の種類

尿量異常	尿量と状態
無　　尿	1日の尿量が100mℓ以下。生命維持に直結する重篤な状態
乏　　尿	1日の尿量が100～400mℓ。老廃物が排泄されない状態
多　　尿	1日の尿量が2,500mℓ以上。糖尿病や尿崩症など

表3－55　原因による分類

原因による分類	異常の背景	疾患の例
腎前性	循環血液量の減少など，腎臓へ流入する血液量の不足	心不全，ショック
腎　性	腎臓の糸球体や尿細管の機能低下など	腎不全，糸球体腎炎
腎後性	尿管の閉鎖などによって，腎臓でつくられた尿が停滞	卵巣腫瘍，前立腺肥大症

☆脱　　水

　細胞内の水分量が少ないため，高齢者は容易に脱水に至る。脱水には，水分欠乏性（高張性）脱水，ナトリウム欠乏性（低張性）脱水，混合性（等張性）脱水の3つの種類がある。どの種類の脱水なのかを判断して，必要な治療とケアを行う。

☆浮　　腫

　循環不全などにより，組織間隙に間質液が異常に増加した状態となり，浮腫が生じる。重力により，浮腫は身体の下部から出現しやすく，座位や立位であれば足背部位などからはじまる。

4）高齢者に多い疾患

①胃　　炎

　アスピリンなどの薬剤やアルコール，ストレスなどが誘因となって，胃の粘膜の充血・浮腫などの炎症反応が生じる。その経過によって急性と慢性がある。症状は，心窩部痛，上腹部不快感，膨満感，吐き気，嘔吐，胸やけ，食欲不振などであるが，吐血や下血に至ることもある。治療としては，誘因が明らかになっている場合はその除去をする。出血が見られる場合は，禁食とし，胃部の安静を図る。出血により貧血となる場合もある。

②肝　　炎

　ウイルス性の肝炎の経過は長く，慢性化しやすいものもある。現時点ではA型，B型，C型，D型，E型がある。

第2節　心身機能と身体構造

表3-56　主な肝炎ウイルスの種別

	A型	B型	C型
ウイルス	HAV	HBV	HCV
主な感染源	便	血液	血液
感染経路	経口	非経口	非経口
潜伏期	2～6週間	約60日（不顕性感染あり）	2～16週間（不顕性感染あり）
慢性化	なし	あり	あり
予防	A型肝炎ワクチン	B型肝炎ワクチン	なし
治療	免疫グロブリン	抗HBV免疫グロブリン（HBIG） インターフェロン	インターフェロン

③ 感染症

免疫力が低下している場合は，易感染であるため，感染者がいる場合は手洗いやガウンテクニックなど感染防御が必要となる。

☆**ノロウイルス感染症**

感染性胃腸炎のひとつであり，冬季に発症しやすい。2枚貝（特に生かき）を生や加熱が不十分であった場合に，貝にあるノロウイルスがヒトの体内に入り腸で増殖することで発症する。ヒトからヒトへの感染力が強く，病院や施設で集団感染を招くこともある。症状としては，吐き気，嘔吐，下痢であり，高齢者では死に至ることもある。ウイルスは主に吐物や糞便を介して感染をするため，それらの取り扱いには注意する。

☆**腸管出血性大腸菌感染症（O157）**

飲食物を介した経口感染であり，毒性の強いベロ毒素を産出し，腸管の出血を伴う溶血性尿毒症症候群（HUS）などの合併症を起こす。

④ **排便障害（便秘と下痢）**

日常生活活動の縮小，食事量と質の変化，消化機能の低下などにより，高齢者は便秘になることが多い。

＜便秘の種類＞

☆**器質的便秘**：腹腔内臓疾患や先天的または後天的な大腸の障害など何らかの通過障害によって便塊が腸に留まり，便秘となる。腸管の癒着などによって生じやすい。

☆**機能性便秘**：高齢者や介護が必要な人に多い。粘液分泌量の減少，排便反射の減弱，腸管運動機能の低下，薬剤（利尿薬など）の影響などによって生じやすい。

　★結腸性便秘：弛緩性便秘　腸の蠕動運動が低下してしまい，便が長く腸内に留まることで，水分が吸収され便の性状が固くなり，排出が困難になる。

　★痙攣性便秘：腸の蠕動運動が強すぎることによって，水分が過剰に吸収され，便の性状が

固くなり，排出が困難になる。
- ★**直腸性便秘**：便が溜まっていても便意を感じなくなり，便が溜まってしまう。
- ★**薬剤性便秘**：下痢や浣腸の連用による薬剤耐性によって，薬の効果が適切に出現せず，便の排出が困難になる。

<下痢の種類>
- ☆**急性感染性下痢**：細菌やウイルスなどによって発症する。ノロウイルスなどである。
- ☆**非感染性下痢**：ストレスや物理的刺激（暴飲暴食や腹部の寒冷刺激など），牛乳などのアレルギー反応などによって感染性がない場合など。
- ☆**慢性下痢**：原因となる要因がなく，消化管の機能の低下によって生じる下痢。高齢者や介護が必要な場合も多く，疾患としては，潰瘍性大腸炎やクローン病などがある。
- ☆**嵌入便**（かんにゅうべん）：高齢者や寝たきりなどの場合，下剤による効果が十分でなく，直腸に溜まった便の外側だけが溶け下痢として流れ出し，便塊はそのまま直腸に留まることもある。腹圧をかけられるような排便姿勢で排泄を試みたり，摘便が必要となる。

6．排尿・性・生殖の機能と尿路性器系および生殖系に関連した構造

1）ICFによる枠組み

WHOが示す主な情報と観察内容を以下に示す。

項　目	主　な　情　報　と　観　察　内　容
⑥排尿・性・生殖の機能	・尿排泄機能，**尿の濾過**，排尿機能，排尿の回数，排尿の抑制に関する機能，排尿機能に関連した感覚，性機能，生殖の機能，性と生殖に関連した感覚など

項　目	主　な　情　報　と　観　察　内　容
⑥尿路性器系および生殖系に関連した構造	・**尿路系の構造**，腎臓，尿管，膀胱，尿道，骨盤底の構造，生殖系の構造，卵巣，子宮，卵管，乳房，膣，精巣，亀頭，陰茎，**前立腺**など

2）生理的な加齢変化

- ☆**尿生成の変化**：加齢とともに低下する。
- ☆**腎機能の低下**：加齢に伴い糸球体数が減少し，腎臓の機能は成人期の約半分に低下する。そのため，濃縮尿を産生することができず，老廃物を体外へ排出しにくくなる。大量の希釈尿を産生するため，水分量が多く必要になる。
- ☆**蓄尿能の変化**：膀胱が萎縮するために，膀胱容量が減少し，1回の排尿量の低下が生じるため排尿回数が増える。尿道括約筋の萎縮では尿失禁になることも多い。とくに出産経験のある女性では，骨盤底筋群が脆弱（ぜいじゃく）化するため，腹圧性尿失禁に至ることもある。また，男性では前立腺肥大による溢流（いつりゅう）性尿失禁もある。

第2節　心身機能と身体構造

☆**生殖器の変化**：女性では閉経後，エストロゲンの低下により，膣と周囲組織が萎縮して，萎縮性膣炎（老人性膣炎）となる。また，膣の分泌物が減少することにより自浄作用が機能しなくなり，易感染となりやすい。加齢に伴い子宮も萎縮し，子宮下垂や子宮脱となることもある。

男性でも，加齢に伴い精巣が萎縮するが，精子の生産は生涯続く。

＊女性にも男性にも更年期障害はある！

3）観察のポイントとアセスメントツール

① 排尿の情報収集とアセスメント

できるだけ，自然に近い形で排泄が行われるように援助を行う。尿意があるかどうかを見極めていくためにも尿意のチェック表は活用できる。

表3－57　尿意のチェック表

1．自分からトイレに行こうとしたり，排尿動作をとっていないか ① トイレやトイレに行く途中で漏らす ② トイレを探している様子でウロウロしている ③ ゴミ箱や廊下の隅，ベッドの脇で放尿する（トイレでしているような表情，仕方なくトイレ以外でしている様子など）
2．本人が訴えることはないか（ナースコールがある。ナースに声かけをするなどのはっきりした本人の訴え以外にも，以下のことに注意する） ①「出ています」「替えてください」という表現も尿意があるとみなしていく ②「出ます」と訴えたときに，すでに排尿していた場合でも尿意があるとみなしていく
3．排尿したいというサインがないか コミュニケーション障害（知能低下，失語症など）を伴うケース，尿意を表現する手段（訴える，ナースコールを押す）に欠けるケース，入院当初など環境の変化があるケース，下記のケースなどは特に注意深く観察する。家族からの情報も有効である。 ① オムツをはずす　② ズボンの前を押さえる　③ ウロウロする　④ 落ち着きがない　⑤ 暴れる　⑥ モゾモゾする　⑦ 腰や手を上げる　⑧ 急に起き上がる　⑨ 顔をしかめる　⑩ 我慢をしている表情　⑪ 手招きする　⑫ 奇声を発する　⑬ ナースコールを押す　⑭ 柵をはずす
＜サインのつかみ方＞ ・尿意の訴えのできない状態にある人（認知症，失語症，コミュニケーション障害）には，尿意を感じているかもしれないという姿勢で観察する。 ・濡れたオムツをはずしているような場合に，単に問題視するのではなく，不快があるからはずしているような見方をする。 ・排尿前後の表情や行動から尿意のサインを察知する。 ・漏らした後で「出るのが分かる」のか「出た後で分かる」のか，本人に問うてみる。 ・「出た後で分かる」答えも尿意があるとみなす。 ・1回量が100〜150mℓ以上であれば，本人の尿意の表出が見られなくとも尿意は残っているとみなす。

出所）　安藤邑惠ら編『ICFの視点に基づく高齢者ケアプロセス』学文社，2009，p.80から一部改変して引用

失禁がある場合は，どの失禁の種別であるかをアセスメントすることにより，具体的な援助方法に結び付けることができる。また，腎臓機能が数か月以上に渡り，機能低下が生じると腎不全となるが，Seldinの病期分類Ⅰの段階では，むしろ尿量は増加傾向となる。

表3-58 失禁の種別

失禁の種別	原因	症状	援助
機能性尿失禁（身体動作による場合）	脳血管障害，パーキンソン病，生活不活発病など	身体機能の低下により，トイレへ行くまでに時間がかかり失禁する。ズボンや下着を下げる動作に時間がかかり失禁するなど	トイレに近い居室にする着脱しやすい服装にする
機能性尿失禁（認知機能低下の場合）	認知症（アルツハイマー病など）知的障害など	トイレの場所が分からず失禁となる。ズボンや下着を脱がず，そのまましゃがみこんで排尿してしまうなど	尿意のサインから，排尿パターンを把握する。トイレの場所を，絵を使うなどで分かり易くする。タイミングをみながらトイレ誘導を行う
腹圧性尿失禁	出産や肥満などにより，骨盤底筋群の弱化によって尿道括約筋がゆるむ。尿道括約筋の損傷，骨盤内の臓器の下垂など	尿意を感じていなかったのに，咳やくしゃみなど腹圧が一過性にかかったときに尿が漏れてしまい，失禁となる。通常は正常な排泄動作ができる 鑑別方法：ストレステスト（意図的に腹圧をかけさせる）	骨盤底筋群訓練を持続して行うことで，筋群の強化を図る。男性は肛門を，女性は肛門と膣を締める（仰臥位の姿勢，椅子に座った姿勢，テーブルを用いて立位での姿勢，猫のポーズなど）。食生活を整え，運動など生活習慣の改善。便秘や肥満は骨盤底筋群に負担がかかり，筋群を緩ませてしまう。必要に応じてパッドの着用
溢流性尿失禁	前立腺肥大症（男性），神経因性膀胱，糖尿病性末梢障害，腰部脊椎管狭窄症など	前立腺肥大症などで尿道が圧迫され，腎臓にある尿が排出できず，慢性的な尿閉に至り，残尿量が多くなることにより，少しずつ尿道の狭くなった部分をつたって尿が漏れ出る	原因となるものを取り除く。たとえば前立腺肥大症の場合は，前立腺切除術などを行うことで軽快する。保存的療法としては，膀胱留置カテーテルや自己導尿などがある。また，薬物療法を行うこともある
切迫性尿失禁	脳血管疾患，膀胱や尿道の刺激性病変（炎症や結石）や，知覚神経路の障害など	排尿の抑制が困難になり，膀胱の排尿筋の抑制収縮（過活動膀胱）が生じ，尿意を感じると我慢できず排	薬物療法によって過敏性を低減（抗コリン剤など），膀胱訓練（膀胱容量を増大させる訓練：尿意を感じても

		尿に至る。知覚神経路の障害によっても膀胱が過敏となってしまい，尿意を強く感じることにより，抑制ができなくなる	我慢する），骨盤底筋群の強化，生活指導，排泄場所の工夫（できるだけトイレの近く），オムツやパッドの着用
完全（真性）尿失禁	外傷や悪性新生物などによる尿道・尿道括約筋・外尿道口などの損傷で尿失禁が生じる	尿が生成されるが，尿道や付随物に損傷があり，尿を膀胱に溜めて，一定以上の尿となったら尿意を感じ排泄をするということができず，尿が生成されれば，そのまま尿として排出されるため，常に尿失禁がある状態となる	損傷されているところの改善がなければ，失禁も改善しない。そのため，常時オムツが必要になる
反射性尿失禁	脊髄損傷や神経疾患により，排尿反射が亢進することにより生じる	尿がある一定量膀胱に溜まっても，尿意を感じることはなく，反射的に尿が漏れ出る	脊髄損傷や神経疾患による排尿反射の亢進が低減できなければ，改善は難しい。常時オムツを着用したり，定期的に自己導尿を行う

表3-59　Seldinの病期分類

	第1期 腎予備能力の減少期	第2期 代償期	第3期 非代償期	第4期 尿毒症期
糸球体濾過率	50mℓ／分以上	50〜30mℓ／分	30〜10mℓ／分	10mℓ／分以下
クレアチニン	正常	正常〜軽度上昇	2.0〜8.0mg／dℓ	8.0mg／dℓ以上
尿　量	正常→多尿傾向	多尿	減少	乏尿
血清電解質	正常	正常，時にNa↓	K↑，P↑，Mg↑，Na↓，Ca↓	同左増悪
症　状	無症状	夜間尿（濃縮阻害）	アシドーシス，貧血	全身症状（尿毒症症状）

出所）林正健二編『ナーシング・グラフィカ15　健康の回復と看護―内部環境調節機能障害／性・生殖機能障害』メディカ出版，2006，p.55より一部改変して引用

4）高齢者に多い疾患

①尿路感染症

　原因としては大腸菌が最も多く，大部分は尿道から上行性に感染を起こす。膀胱炎，腎盂腎炎，前立腺炎（男性のみ），尿道炎などがある。膀胱炎の症状としては，頻尿，排尿痛，尿混濁がある。

②尿路結石

　腎臓の乳頭部で産生された結石による。尿路にある場合は尿路結石といい，生理的狭窄部位

に発症しやすい。結石が動くときに疝痛発作が生じる。
　③ 腎不全
　Seldinの病期では第4期では血液透析や腹膜透析が実施される。
☆**血液透析**：血液を体外に循環させ，血液中の溶質と水分を除去する方法である。通常は，内シャント（橈骨動脈と橈側皮静脈間を吻合する）を用いて，週に3-4回程度透析を行う。合併症として，不均衡症候群，感染症，肝炎，循環器系障害，腎性骨異栄養症（2次的な副甲状腺機能亢進症を起こす），透析アミロイドーシス（アミロイド構成タンパクが全身の諸臓器に沈着），貧血，出血傾向，中枢神経症状，シャントトラブル，皮膚症状など。

☆**腹膜透析**：腹腔内にカテーテルを留置して，注入する薬剤との浸透圧差を用いて，溶質と水分を除去する方法である。持続的携帯型腹膜透析（CAPD）が多く用いられる。血液透析と異なり，シャントの必要はなく，自宅や職場でも実施できる。合併症として，腹膜炎，タンパク質の喪失，肥満，高血圧など。

　④ 前立腺肥大症
　尿道粘膜下にある内腺（尿道周囲腺）が増殖し，外腺（前立腺実質）を圧迫することにより，排尿困難を起こす。
☆**膀胱刺激期**：排尿回数が増加する。夜間の排尿回数が多い。会陰部不快感，重圧感。
☆**残尿発症期**：残尿が生じる。遷延性排尿（排尿するまでに時間がかかる），急性尿閉（アルコール飲酒時などに急速に尿閉が起こる），頻尿がよりすすむ。
☆**慢性尿閉期**：残尿が高度になる。排尿時痛，溢流性尿失禁，積極的な治療を行わなければ，水腎症や尿毒症になり，腎不全に至る。

7．神経筋骨格と運動に関連する機能と運動に関連した構造
1）ICFによる枠組み
　WHOが示す主な情報と観察内容を以下に示す。

項　目	主　な　情　報　と　観　察　内　容
⑦ 神経筋骨格と運動に関する機能	・関節の可動域の機能，関節可動域の評価，**関節の安定性の機能**，骨の可動域の機能，**筋の機能**，筋緊張の機能，筋の持続性の機能，運動機能，歩行パターン機能，筋と運動機能に関連した感覚など

項　目	主　な　情　報　と　観　察　内　容
⑦ 運動に関連した構造	・頭頸部の構造，肩部の構造，肩部の骨，肩部の筋肉，肩部の靱帯と筋膜，上肢の構造，上腕の構造，肘関節，上腕の筋，上腕の靱帯と筋膜，前腕の構造，前腕の骨，手関節，前腕の筋肉，前腕の靱帯と筋膜，手の構造，手の骨，手と手指の関節，

第2節 心身機能と身体構造

	手の筋肉，手の靭帯と筋膜，骨盤部の構造，骨盤の骨，骨盤部の関節，骨盤部の靭帯と筋膜，**下肢の構造**，**大腿の構造**，大腿の骨，股関節，大腿の筋肉，大腿の靭帯と筋膜，下腿の構造，体幹の構造，脊柱の構造，頸部脊柱，胸部脊柱，腰部脊柱，運動に関連したその他の筋骨格構造など

2）生理的な加齢変化：運動機能は個人差が大きい

☆**骨格機能の変化**：脊椎が圧縮され，身長は短縮する。骨粗鬆症があり軟骨などに微細な骨折が多発したり，椎骨や椎間板の摩耗などにより脊椎の湾曲が生じると，上体は前かがみとなり円背（えんぱい）になる。骨の生成と吸収のバランスが吸収へ大きく傾き，骨中のカルシウムの含有率が低下し，その程度により，骨粗鬆症になることもある。

☆**関節の変化**：加齢に伴い，関節の動きがかたくなる。体重が重い場合は，体重の負担が股や膝関節にかかり，関節軟骨や骨が変性することもある。

☆**筋肉の変化**：日常生活の不活発さがあると，筋肉組織の減少が生じる。上肢よりも下肢の筋肉の方から，機能が低下することが多い。

☆**平衡機能**：運動においては，動きが緩慢になり，刺激を受けてから反応するまでの時間が延長する。また，小脳の神経細胞や末梢の感覚受容器の機能低下があると，重心動揺が増大し，姿勢の保持が困難となり，転倒しやすくなる。

3）観察のポイントとアセスメントツール
 ① 運動機能に関する情報収集とアセスメント

　運動機能のどの部分に障害があるかを，その根拠を明らかにし的確にアセスメントする。また，関節拘縮に対しては，関節可動域検査（ROM）を行い，可動域の測定には，角度計を用いる。

表3－60　筋肉判定の評価（MMT）と表示法

5	N	（正常）	強い抵抗を加えても完全に動く
4	G	（優）	いくらか抵抗を加えても，なお完全に動く
3	F	（良）	重力に抗してなら完全に動く
2	P	（可）	重力を除けば完全に動く
1	T	（不可）	関節は動かず，筋の収縮のみ認められる
0	O	（ゼロ）	筋の収縮もまったくみられない

出所）小澤利男ら編『高齢者の生活機能評価ガイド』医歯薬出版，2006，p.257より引用

表3-61 バランス評価シート

バランス動作	スコア	所 見
椅子からの立ち上がり	2	立ち上がれない
	1	腕の力を使って立ち上がれる
	0	腕の力を使わず立ち上がれる
直立支持のバランス	2	不安定
	1	支えがあると安定する
	0	支えなしでも安定する
軽く押されての直立支持（開眼）	2	不安定
	1	支えがあると安定する
	0	支えなしでも安定する
軽く押されての直立支持（閉眼）	2	不安定
	1	支えがあると安定する
	0	支えなしでも安定する
1回転（360度）した後の直立支持	2	不安定
	1	支えがあると安定する
	0	支えなしでも安定する

合計得点 ＿＿＿＿＿＿＿

- 7～10点：高リスク
- 3～6点：中リスク
- 0～2点：低リスク

出所）照林社編『最新 転倒・抑制防止ケア』照林社, 2003, p.20より引用

表3-62 歩行評価シート

観察事項	スコア	所 見
歩き始め（歩行開始時）	1	ためらう（ぎこちない）
	0	スムーズ
20歩歩行し, 元の場所に戻る	1	安定しない, 左右非対称, 間欠的, 直線でない歩行軌跡
	0	安定している, 左右対称, 連続的, 直線の歩行軌跡

合計得点 ＿＿＿＿＿＿＿

- 2点：高リスク
- 1点：中リスク
- 0点：低リスク

出所）照林社編『最新 転倒・抑制防止ケア』照林社, 2003, p.20より引用

表3-63 転倒・転落アセスメント・スコアシート

（移乗に介助が必要な方）

分 類	合計点	特 徴	上限スコア	/	/	/	/
A 年齢	2	70歳以上は2点	2点				
B 性別	1	男性は1点	1点				
C 既往歴	2	転倒・転落をしたことがある	1点				
		失神したことがある	1点				
D 感覚	1	視力障害がある, または聴力障害がある	1点				

第2節　心身機能と身体構造

E	機能障害	3	麻痺がある	1点					
			しびれ感がある	1点					
			骨や関節に異常がある（拘縮，変形）	1点					
F	活動領域	3	足の弱りなどで筋力の低下がある	1点					
			車いす・杖・歩行器を使用している	1点					
			移動に介助が必要である	1点					
G	認識力	4	見当識障害，意識混濁，混乱がある	1点					
			認知症がある	1点					
			判断力，理解力の低下がある	1点					
			不穏行動がある	1点					
H	薬剤	7	鎮痛剤の使用	1点					
			麻薬剤の使用	1点					
			睡眠安定剤の使用	1点					
			抗パーキンソン剤の使用	1点					
			降圧利尿剤の使用	1点					
			浣腸緩下剤の使用	1点					
			化学療法使用	1点					
I	排泄	12	尿・便失禁がある	2点					
			頻尿がある	2点					
			トイレ介助が必要	2点					
			尿道カテーテル留置	2点					
			夜間トイレへ行く	2点					
			居室からトイレまで距離がある	2点					

危険度Ⅰ（0〜5点）転倒・転落を起こす可能性があるレベル
危険度Ⅱ（6〜15点）転倒・転落を起こしやすいレベル
危険度Ⅲ（16点以上）転倒・転落をよく起こすレベル

（＊0〜35までの点数配分）合計点　　　　　

出所）厚生労働省医療安全対策検討会議報告書『医療安全推進総合対策』じほう，2002，pp.103-104を一部改変

表3-64　転倒アセスメント・スコアシート

●次の質問に対して，「はい」か「いいえ」のあてはまる方に○をつけてください。

	質問事項	回答欄	条件とリスク	
1	この1年間に転倒しましたか	はい・いいえ	はい	ならば①
2	横断歩道を青信号の間に渡りきることができますか	はい・いいえ	いいえ	ならば①
3	1kmくらいを続けて歩くことができますか	はい・いいえ	いいえ	ならば①
4	片足で立ったまま靴下を履くことができますか	はい・いいえ	いいえ	ならば②
5	水で濡れたタオルや雑巾をきつく絞ることができますか	はい・いいえ	いいえ	ならば③
6	この1年間に入院したことがありますか	はい・いいえ	はい	ならば④
7	立ちくらみをすることがありますか	はい・いいえ	はい	ならば④
8	いままでに脳卒中をおこしたことがありますか	はい・いいえ	はい	ならば④

9	いままでに糖尿病といわれたことがありますか	はい・いいえ	はい　ならば④
10	睡眠薬，降圧剤，精神安定剤を服用していますか	はい・いいえ	はい　ならば⑤
11	日常，サンダルやスリッパをよく使いますか	はい・いいえ	はい　ならば⑥
12	目は普通に（新聞や人の顔など）よく見えますか	はい・いいえ	いいえ　ならば⑦
13	耳は普通に（会話など）よく聞こえますか	はい・いいえ	いいえ　ならば⑦
14	家の中でよくつまづいたり，滑ったりしますか	はい・いいえ	はい　ならば⑥
15	転倒に対する不安は大きいですか？あるいは転倒がこわくて外出を控えることがありますか	はい・いいえ	はい　ならば⑧

リスク表	
① 歩行能力の低下	⑤ 服薬による転倒リスク
② バランス能力の低下	⑥ 転倒の外的要因
③ 筋力の低下	⑦ 視聴力の低下
④ 疾患による転倒リスク	⑧ 転倒に対する不安とそれによるADLの制限

出所）ヘルスアセスメント検討委員会監修『ヘルスアセスメントマニュアル　生活習慣病・要介護状態予防のために』厚生科学研究所，2002，p.208より引用

　関節リウマチ疾患においては，SteinbrockerのClass分類や関節リウマチ患者の日常生活動作機能の評価などを用いて現在の状態をアセスメントする。

表3－65　SteinbrockerのClass分類

Class 1	身体機能は完全で不自由なしに普通の仕事は全部できる
Class 2	動作の際に，1か所あるいはそれ以上の関節に苦痛があったり，または運動制限はあっても，普通の活動なら何とかできる程度の機能
Class 3	普通の仕事とか自分自身のまわりのことがごくわずかできるか，あるいは，ほとんどできない程度の機能
Class 4	寝たきり，あるいは車いすに座ったきりで，身のまわりのこともほとんど，または，まったくできない程度の機能

出所）小澤利男ら編『高齢者の生活機能評価ガイド』医歯薬出版，2006，p.264から引用

　脊髄損傷は，残存高位によって，機能的予後が予測できる。脊髄の完全横断損傷では，知覚はそれより下位はすべて脱失するが，臨床においては，不完全横断損傷もあるため，それらの身体構造を的確に把握し，予測を立てることが必要である。

表3－66　脊髄損傷の機能的予後（Long）

残存高位	運動	日常生活動作	装具等
第5頸髄節残存	頸の回旋 肩関節の外転と内外旋	自助具による食事が可能な場合もあるが，他は全介助	車いすは背もたれが取り外れるものを選択する（リクライニング式も考慮）

		肘関節の屈曲		電動車いす 可動式前腕支持器具を利用
第6頸髄節残存		肩内転 前腕回内 手関節橈側背屈	ベッド上寝返り 起座の保持 車いす駆動 トイレ動作の一部自立 更衣一部自立 電動タイプ，電話	アームレストは取り外しができるもの ギャッチベッド（起き上がり式） このレベルから電動式車いすは原則必要ない
第7頸髄節残存		手関節背屈 不完全な手指の伸展 肘の伸展	上肢による身体挙上 （プッシュアップ） 車いすを利用し日常生活の完全自立または部分介助	車いすの工夫 体幹，骨盤帯付きの長下肢装具による引きずり歩行（要介助）
第1胸髄節残存		上肢，手指のすべての運動	大部分の日常生活の自立 自動車への移乗と運転	手動コントロールによる自動車
第6胸髄節残存		上部体幹の支持性	日常生活の完全自立 松葉杖歩行 階段昇降は難しい	体幹，骨盤帯付きの長下肢装具による大振り歩行（自立）

出所）武田功編『PTマニュアル脊髄損傷の理学療法』医歯薬出版，2006，pp.24-28から作成

表3－67　生じやすい関節可動域の制限

頸部	屈曲拘縮
肩関節	内旋・内転拘縮
肘関節	屈曲拘縮
手指	屈曲拘縮
股関節	屈曲拘縮
膝関節	屈曲拘縮
足関節	内反尖足

4）高齢者に多い疾患

① 骨粗鬆症

骨吸収が骨形成よりも多い場合に，骨量が減少することによって生じる。特に女性の場合はエストロゲンの減少が関与する。カルシウム，活性型ビタミンD，ビタミンK（カルシウムの尿中への排泄を抑制）を補給することが必要である。また，適度な運動や日光浴も行う。

② 骨　　折

骨粗鬆症があると少しの外力で容易に骨折が生じる。

脊椎圧迫骨折，大腿骨頸部骨折（人工骨頭置換術が実施されることも多い），上腕骨頸部骨折，橈骨遠位部骨折，恥骨骨折など。

③ 関節疾患

股・膝関節に変形と炎症をもたらすことも多い。保存的療法で効果がない場合は人工関節置換術を行う。

変形性股関節症,変形性膝関節症など

④ 脊髄損傷

胸腰移行部が最も多く,次いで下部頸椎(第5〜7)部が多い。大部分は大きな外力(交通事故等)による。障害された部位以下の機能が失われる。

8．皮膚および関連する構造の機能と皮膚および関連部位の構造

1）ICFによる枠組み

WHOが示す主な情報と観察内容を以下に示す。

項 目	主 な 情 報 と 観 察 内 容
⑧皮膚および関連する構造の機能	・皮膚の保護機能,皮膚の修復機能,皮膚に関連した感覚,発汗,体臭,皮脂分泌,かゆみ,ぴりぴり感,毛の機能,爪の機能,爪の色素沈着,爪の性状など

項 目	主 な 情 報 と 観 察 内 容
⑧皮膚および関連部位の構造	・**皮膚の各部の構造**,頭頸部の皮膚,肩部の皮膚,上肢の皮膚,下腹部及び臀部の皮膚,下肢の皮膚,皮膚の腺の構造,汗腺,脂腺,**爪の構造**,手指の爪,足の爪,毛の構造など

2）生理的な加齢変化

☆**皮膚の変化**：加齢に伴い,細胞成熟過程が遅延してしまい,皮膚の細胞も正常細胞が少なくなる。皮膚の保湿機能や脂肪分泌機能が低下し,皮膚のバリア機能が低下する。そのため,刺激に対する恒常性も低下し,痒みをはじめさまざまな皮膚トラブルが発症しやすい。特に乾燥しやすい冬になると搔痒感が強くなる。

皮膚組織も脆弱化するため,物的刺激に対しても抵抗性が弱くなり,皮膚損傷を起こしやすくなる。萎縮,たるみ,皺,乾燥などが起こる。

皮膚の感覚機能も低下するため,温度や触覚なども感じにくくなる。

☆**毛・爪の変化**：表皮および真皮への栄養も不十分となり,頭髪も白髪になり,毛数が少なくなり,脱毛が多くなる。その反面,眉毛,鼻毛,耳毛は毛周期が延長するため,長くなる。また,爪の変化も起こり,線維が入りもろくなる。

3）観察のポイントとアセスメントツール

皮膚に関する情報収集とアセスメント

　高齢者は皮膚が乾燥して痒みを伴うことが多く，皮膚をかくことにより皮膚を傷つけてしまうこともある。そのため，掻痒感の程度をあらかじめ把握することも重要となる。

表3-68　掻痒感の程度の判定基準

スコア	日中の症状	夜間の症状
4点	いてもたってもいられないかゆみ	かゆくてほとんど眠れない
3点	かなりかゆくて，人前でもかく	かゆくて目が覚める
2点	時に手がゆき，かるくかく	かけば眠れる
1点	時にむずむずするが，かくほどではない	かかなくても眠れる
0点	ほとんどかゆみを感じない	ほとんどかゆみを感じない

出所）　川島眞ら「掻痒の程度の新しい判定基準を用いた患者日誌の使用経験」『臨床皮膚科』56（9），2002，pp.692-697より引用

　高齢になると皮膚のバリア機能が低下しやすく，褥瘡などのトラブルが発生しやすい。あらかじめ，そのリスクを判断しケアに役立てることが重要である。

表3-69　褥瘡発生の危険度を予測・評価する方法（ブレーデンスケール）

	1点	2点	3点	4点
知覚の認知	まったくなし	重度の障害あり	軽度の障害あり	障害なし
湿潤	常に湿っている	たいてい湿っている	ときどき湿っている	めったに湿っていない
活動性	臥床	座位可能	ときどき歩行可能	歩行可能
可動性	まったく体動なし	非常に限られる	やや限られる	自由に体動する
栄養状態	不良	やや不良	良好	非常に良好
摩擦とずれ	問題あり	潜在的に問題あり	問題なし	────

出所）　堀内ふきら編『ナーシング・グラフィカ26　老年看護学—高齢者の健康と障害』メディカ出版，2006，p.155より一部改変して引用

　ブレーデンスケールにおいては，最低は6点，最高は23点であり，点数が低いほど褥瘡発生率が高まる。危険点は，病院では13〜14点，施設では17点であるが，福祉用具の活用の有無などによってその判断基準は一様ではない。

　DESIGN-R®（褥瘡経過評価アセスメント）による判定として，経過観察の場合は，すべての合計点で推移をみる。点数が高いほど重症度が高まる。9点以下の軽症例では，約80％が1か月以内に治癒する。また，19点以上の重症例では約80％が3か月以内には治癒しない（表3-70参照）。

第3章 ICFの概念とその活用

表3－70　DESIGN-R®（2008年改訂版褥瘡経過評価用）

						日　時	／	／	／
Depth　深さ　創内の一番深い部分で評価し，改善に伴い創底が浅くなった場合，これと相応の深さとして評価する									
d	0	皮膚損傷・発赤なし	D	3	皮下組織までの損傷				
	1	持続する発赤		4	皮下組織を越える損傷				
	2	真皮までの損傷		5	関節腔，体腔に至る損傷				
				U	深さ判定が不能の場合				
Exudate　滲出液									
e	0	なし	E	6	多量：1日2回以上のドレッシング交換を要する				
	1	少量：毎日のドレッシング交換を要しない							
	3	中等量：1日1回のドレッシング交換を要する							
Size　大きさ　皮膚損傷範囲を測定：[長径（cm）×長径と直交する最大径（cm）]*3									
s	0	皮膚損傷なし	S	15	100以上				
	3	4未満							
	6	4以上16未満							
	8	16以上36未満							
	9	36以上64未満							
	12	64以上100未満							
Inflammation／Infection　炎症／感染									
i	0	局所の炎症徴候なし	I	3	局所の明らかな感染徴候あり（炎症徴候，膿，悪臭など）				
	1	局所の炎症徴候あり（創周囲の発赤，腫脹，熱感，疼痛）		9	全身的影響あり（発熱など）				
Granulation tissue　肉芽組織									
g	0	治癒あるいは創が浅いため肉芽形成の評価ができない	G	4	良性肉芽が，創面の10%以上50%未満を占める				
	1	良性肉芽が創面の90%以上を占める		5	良性肉芽が，創面の10%未満を占める				
	3	良性肉芽が創面の50%以上90%未満を占める		6	良性肉芽が全く形成されていない				
Necrotic tissue　壊死組織　混在している場合は全体的に多い病態をもって評価する									
n	0	壊死組織なし	N	3	柔らかい壊死組織あり				
				6	硬く厚い密着した壊死組織あり				
Pocket　ポケット　毎回同じ体位で，ポケット全周（潰瘍面も含め）[長径（cm）×短径（cm）*1]からの潰瘍の大きさを差し引いたもの									
p	0	ポケットなし	P	6	4未満				
				9	4以上16未満				
				12	16以上36未満				
				24	36以上				

合計*2

部位[仙骨部，坐骨部，大転子部，踵骨部，その他（　　　　）]
＊1："短径"とは，"長径と直交する最大径"である
＊2：深さ（Depth：d.D）の得点は合計には加えない
＊3：持続する発赤の場合も皮膚損傷に準じて評価する
出所）宮地良樹編『間違いだらけの褥瘡・フットケア—変容する創傷管理の常識』中山書店，2014，p.134より引用

第3節　活動と参加

　活動（activity）とは，課題や行為の個人による遂行のことである。参加（participation）とは，生活・人生場面（life situation）への関わりのことである。活動制限（activity impairments）とは，個人が活動を行うときに生じる難しさのことである。参加制約（participation restrictions）とは，個人が何らかの生活・人生場面に関わるときに経験する難しさのことである（障害者福祉研究会編 2003）。

1．学習と知識の応用
1）ICF による枠組み
　WHO が示す主な情報と観察内容を以下に示す。

主　な　情　報　と　観　察　内　容
・**注意して視ること**，**注意して聞くこと**，その他の目的のある感覚，思考，模倣，反復，読むことの学習，書くことの学習，計算の学習，技能の学習，簡単な道具を使うことを覚える，単純な問題解決，複雑な問題解決，**意思決定**，**学習と知識の応用**など

2）観察のポイントとアセスメントツール
☆**注意して聞くこと**：ラジオや音楽などを注意して聞くこと，ケア実践者の話を注意して聞ける，他の入所者の話を注意して聞ける。

☆**思　　考**：出来事や過去に対する反省，過去や未来あるいは希望などに対し思いを巡らす。

☆**自分の意思を表現**：好きな服を選ぶ，好きな音楽を聴く，自分の意向を伝える。

☆**学習と知識の応用**：学習療法，音楽療法，動物介在療法，ドールセラピー，園芸療法などを通した活動，今までの継続した知識を応用した創作的な活動。

2．一般的な課題と要求
1）ICF による枠組み
　WHO が示す主な情報と観察内容を以下に示す。

主　な　情　報　と　観　察　内　容
・単一課題の遂行，複数課題の遂行，**日課の遂行**，**日課の管理**，自分の活動レベルの管理，ストレスとその他の心理的欲求への対処，危機への対応，一般的な課題と要求など

2）観察のポイントとアセスメントツール
☆**日課の遂行**：朝食後自らトイレへ行く，自分自身で生活のリズムを整える，あるいはケアス

タッフによる日課の誘導が必要。

☆**日課の管理**：今日のレクリエーションの予定を認識しており参加できる，毎朝早起きを継続している，自分自身で日課を立てられ管理できる。

☆**ストレスとその他の心理的欲求への対処**：さまざまな方法で自らストレス発散をしている，自分らしさを活かしながら生き生きと過ごしている。

☆**危機への対応**：他の入所者とのトラブルを回避できる，利用者同士のけんかに巻き込まれない，危険を自ら察知して回避できる。

　質の高い高齢者ケアの実践には，日々の生活を本人が主体となって過ごすことができるような支援が求められる。

　高齢者の現在の生活における満足度を把握し，QOLが高まるように活動や参加を促す必要がある。生活満足度尺度K（LSIK：Life Satisfaction Index K）などを活用することによって，現在の生活の満足度がアセスメントできる。日々の生活の満足感を高めるようにケアを行うことを心掛けるようにする。

表3-71　生活満足度尺度K（LSIK：Life Satisfaction Index　K）

あなたの現在のお気持ちについてうかがいます。あてはまる答えの番号に〇をつけてください。

1	あなたは去年と同じように元気だと思いますか［Ⅲ］ 　　1　はい　　　　　　　2　いいえ
2	全体として，あなたは今の生活に，不幸せなことがどれくらいあると思いますか［Ⅰ］ 　　1　不幸なことはない　　2　いくらかある　　　3　たくさんある
3	最近になって小さなことを気にするようになったと思いますか［Ⅱ］ 　　1　はい　　　　　　　2　いいえ
4	あなたの人生は，他の人にくらべて恵まれていたと思いますか［Ⅰ］ 　　1　はい　　　　　　　2　いいえ
5	あなたは，年をとって前よりも役に立たなくなったと思いますか［Ⅲ］ 　　1　そう思う　　　　　2　そうは思わない
6	あなたの人生をふりかえってみて，満足できますか［Ⅰ］ 　　1　満足である　　　　2　だいたい満足である　　3　満足でない
7	生きることは大変きびしいと思いますか［Ⅱ］ 　　1　はい　　　　　　　2　いいえ
8	物事をいつも深刻に考えるほうですか［Ⅱ］ 　　1　はい　　　　　　　2　いいえ
9	これまでの人生で，あなたは，求めていたことのほとんどを表現できたと思いますか［Ⅰ］ 　　1　はい　　　　　　　2　いいえ

［　］内は所属因子を表す。因子の名称は，Ⅰが「人生全体についての満足度」，Ⅱは「心理的安定」，Ⅲが「老いについての評価」である。いずれの質問項目についても下線の選択肢を選ぶと1点が与えられ，9項目の単純計算によって合計得点が算出される。

出所）大渕律子ら編『ナーシング・グラフィカ27　老年看護学―老年看護の実践』メディカ出版，2006, p.54より引用

第3節　活動と参加

3．コミュニケーション

1）ICFによる枠組み

WHOが示す主な情報と観察内容を以下に示す。

主　な　情　報　と　観　察　内　容
・話言葉の理解，非言語的メッセージの理解，ジェスチャーの理解，絵や写真の理解，公式手話によるメッセージの理解，書き言葉によるメッセージの理解，話すこと，文章を生み出すこと，非言語的メッセージの表出，**会話**，ディスカッション，**コミュニケーション用具および技法の利用**など

2）観察のポイントとアセスメントツール

☆会　　話：発語を促さないと会話にならない，本人のペースでの会話，自己紹介ができる，習慣的な挨拶をする，職員に質問をする，会話が成立する。

言語的コミュニケーションは，伝えたい内容を伝えるためには必要であり，その内容は具体的なレベルも可能であるが，対象者との関係性を築くためには非言語的コミュニケーションが重要であり，感情や気分が伝わりやすい。

表3-72　コミュニケーション手段

言語的コミュニケーション	会話，書字，手紙，手話，点字，文字盤，暗号，モールス信号など
非言語的コミュニケーション	表情，声のトーン，声のリズム，声のスピード，声の高低，声の強弱，アイコンタクト，ジェスチャー，姿勢（身体や手足の位置など），距離，匂い，臭い，スキンシップ，視線，行動，外観など

出所）小木曽加奈子『医療職と福祉職のためのリスクマネジメント』学文社，2010，p.145より引用

表3-73　コミュニケーションの基本動作　SOLER

Squarely	相手とまっすぐ向かい合う	真正面に位置するのではなく，少し斜めの方が威圧的でない。お互いの手を前に出したときに両者の手が重なるくらいの距離が望ましい。相手の細やかな変化が把握できる。
Open	開いた姿勢	話をする時に腕を組んだり，何気なく足を組んでしまうことがあるが，意識して姿勢を正すことが必要である。開いた姿勢は相手に関心があることを伝えている。
Lean	相手に身体を少し傾ける	相手の話を聴く時に，ソファーの背にもたれかかったりせず，上半身をやや前傾姿勢にして身体を乗り出して聴くことが大切である。相手の話を傾聴していることを表している。
Eye Contact	適切に視線を合わせる	強者と弱者という関係を作らないためにも，相手と視線の高さを合わせることが必要である。適度に外して適度に合わせることが大切である。相手が快く感じる視線が適切な視線といえる。
Relaxed	リラックスして話を聴く	世代によってリラックスの姿勢が異なる場合もあるため，状況を考える必要がある。あまりに強い聴く姿勢は却って緊張感を表出してしまう場合もある。部屋に花を飾ったりしてリラックスできる環境を作ることも効果的である。

出所）佐藤八千子ら監修『認知症がある人をケアする』学文社，2012，pp.131-132より引用

認知症がある人に対するコミュニケーションとして，言語を用いたコミュニケーション能力が低下するため，伝えたいことが伝わるように，対象者の伝えたいことをさまざまな情報から考えながら対応するなど，さまざまな工夫が求められる。

表3-74 ノンバーバル行動

① 言葉に代わるノンバーバル行動：握り拳を振り上げることは敵意を示す
② 指し示す行為：言語的ステートメントを補足する。指を指すことにより行く方向を示す
③ 感情状態を表現：怒り，恐怖，喜びなどの特定の感情を表現する。特に表情や体の動き
④ 規制：社会的相互作用を管理する助けとなる。うなずきやアイコンタクトなどがある
⑤ 補助的行動：相互作用の管理や感情の表現の助けとなる。手や足を動かしたり，自分の頬に手をあてるなどは，それぞれによって異なるノンバーバル行動である

出所）小木曽加奈子『医療職と福祉職のためのリスクマネジメント』学文社，2010，p.145より引用

表3-75 認知症高齢者に対するコミュニケーション

程度	状態	留意点
軽度	記憶や見当識の部分的な低下により，見たり聞いたりしたことの説明を間違え，起こったばかりのことを忘れてしまう。 物や人物の名称の想起が困難になる。 話のなかに繰り返しが多くなる。 比較的コミュニケーション能力は保持されているが，一貫性やまとまりがなくなり，対話をしていくうえで支持的な支援が必要になる。	分かりやすくかつ直接的な言葉の使い回しをする。 相手のペースに合わせて話す。 思い出せないことがあるときには，別の言葉を使って話してみたり，他の情報を提供したりする。 確認や説明が必要となる。 時間や場所などについて知らせるときは，反復して言ってもらう。重要なことはもう一度繰り返す。
中度	見たり聞いたりしたことの誤解が多くなり，受け止められなくなる。 最近起きたことの記憶がますます減退する。 語彙の減少により，使い慣れた言葉以外は使用が困難になる。 長い文章は理解が困難になる。話し方の流暢性が失われる。 言語的コミュニケーション能力が低下する。	長い文章は理解が困難になるため，短文や単語（4～6語）などで表現方法を工夫する。 文章や単語が理解できない様子のときは，分かりやすい言葉で言い換える。 言語的コミュニケーション能力が低下するため，非言語的コミュニケーション能力を活用する。
重度	見たり聞いたりしたことを全く理解できなくなる。 最近起こったことの記憶がほとんどなくなる。 理解力が低下し，他の人が言っていることが理解できなくなる。 視線を合わせることも困難になる。 発語が難しくなり，言語的コミュニケーション能力は著しく低下する。	話すときには必ず視線を合わせるようにする。 表情や口の動きなど視覚的な刺激を受けることができるようにする。 ゆっくり，時間をかけて，できるだけはっきり発音する。 非言語的メッセージを見逃さないようにする。 タクティールケアやタッチングなど非言語的コミュニケーションで対応する。

出所）佐藤八千子ら監修『認知症がある人をケアする』学文社，2012，p.130を改変

第3節　活動と参加

☆コミュニケーション用具および技法の利用

電話，インターネット，メール，書字などコミュニケーションの道具を活用する。

アイコンタクト，目線を合わせる，目線の高さを工夫する，声かけを多くするなどの技法の工夫。

4．運動・移動

1）ICF による枠組み

WHO が示す主な情報と観察内容を以下に示す。

主　な　情　報　と　観　察　内　容
・**基本的な姿勢の変換**，**姿勢の保持**，乗り移り，徘徊，持ち上げること運ぶこと，下肢を使って物を動かすこと，細かな手の使用，手と腕の使用，歩行，移動，さまざまな場所での移動，用具を用いての移動，交通機関を利用した移動など

2）監察のポイントとアセスメントツール

☆**基本的な姿勢の変換**：横たわる，2時間ごとの体位変換，リクライニングで体位保持，離床時間確保，しゃがむ，座る，ずり落ち防止，立つ

☆**姿勢の保持**：立位の保持，転倒予防，座位の確保，転落予防，抑制しない工夫，自立に向けた体位の工夫

☆**乗り移り**：ベッドから車いすへ，車いすの介助方法，行動範囲の拡大，安全な移乗，2人介助，行動を把握する

日常生活での活動の面から，現在の課題をアセスメントすることが重要である。日常生活の自立度（寝たきり度）判定基準を用いて，現在の運動・移乗の状態のアセスメントを行う。

表3-76　障害高齢者の日常生活自立度判定基準

生活自立	ランクJ	何らかの障害等を有するが，日常生活はほぼ自立しており独力で外出する 　1．交通機関等を利用して外出する 　2．隣近所なら外出する
準寝たきり	ランクA	屋内の生活はおおむね自立しているが，介助なしには外出しない 　1．介助により外出し，日中はほとんどベッドから離れて生活する 　2．外出の頻度が少なく，日中も寝たり起きたりの生活をしている
寝たきり	ランクB	屋内での生活は何らかの介助を要し，日中もベッドの上での生活が主体であるが座位を保つ 　1．車いすに移乗し，食事・排泄はベッドから離れて行う 　2．介助により車いすに移乗する
寝たきり	ランクC	1日中ベッドで過ごし，排泄・食事・着替えにおいて介助を要する 　1．自力で寝返りをうつ 　2．自力では寝返りもうたない

出所）厚生労働省「障害高齢者の日常生活自立度判定基準」

第3章　ICFの概念とその活用

表3－77　転倒発生時のアセスメント

転倒発生時の状況	転倒発生時間，場所，転倒者の意図・動作，精神状態，履物・服装など
転倒発生時の環境	照明，床の状態，段差，手すり・周囲の家具・カーテンなどの状況，当日の転倒予防に関する援助計画と実施状況，マンパワーなど
転倒発生前の状況	転倒時の心身の状態に影響する当日のできごと，体調，薬剤など

出所）　真田弘美ら編『老年看護学技術』南江堂，2011，p.294より引用

5．セルフケア

1）ICFによる枠組み

WHOが示す主な情報と観察内容を以下に示す。

主な情報と観察内容
・自分で身体を洗うこと，身体各部の手入れ，排泄，飲むこと，健康に注意すること，その他のセルフケアなど

2）観察のポイントとアセスメントツール

☆**自分で身体を洗う**：洗顔，入浴やシャワー

☆**身体各部の手入れ**：歯磨き，義歯の手入れ，爪切り，髪をとく，陰部洗浄，耳掃除

☆**排　　泄**：排泄に適した場所の選択，トイレでの排泄，オムツでの排泄，排泄に関わる衣服着脱，排泄後の後始末，更衣（適切な衣服の選択，衣服や履物の着脱）

表3－78　排泄動作の一連の流れ

1	尿意や便意が分かり，準備が整うまで我慢できる
2	トイレ，尿器・便器の認識ができる
3	起居，移乗，移動ができる
4	すみやかに脱衣ができる
5	便器の準備ができる
6	気持ちよく排尿・排便できる
7	後始末ができる
8	着衣ができる
9	元の場所へ戻れる

表3－79　介護が必要な場合の排泄動作の課題

認知機能	トイレの場所が分からない
移動動作	筋力低下や歩行の不安定さ
姿勢保持	前傾姿勢保持の困難さ・足がつかない
着脱動作	上下肢の機能低下
後始末	上肢の機能低下
手洗い	上肢の機能低下，手洗い方法が不明

排泄においては，排泄の一連の動作のなかで，どの部分に援助が必要なのかをアセスメントし，その際，見守りが必要，声掛けが必要，一部介助が必要，全介助が必要なのかという枠組みだけでなく，より詳細な具体的な計画に結びつける。ケアが必要な場合の排泄動作の課題としては，表3－79に示したものが多い。

＊セルフケア全般に対しては，英国版バーセルインデックスやADL-20の評価項目と判定基準などを用いてアセスメントを行う。

第3節　活動と参加

表3-80　英国版バーセルインデックス（Barthel Index）

項　目	点数	評価基準	実施日
排　便	0 1 2	失禁（または看護師による浣腸を必要とする） ときどき失敗（週1回） 失禁なし	
排　尿	0 1 2	失禁，またはカテーテル留置や自分では管理できない ときどき失敗（最大2時間に1回） 失禁なし	
整　容	0 1	介助を必要とする 自立　顔/髪/髭剃り（器具は準備されて）	
トイレの使用	0 1 2	全介助を必要とする 多少の介助を必要とするがおおよそ自分ひとりでできる 自立（前後処理，衣類，清拭）	
食　事	0 1 2	不能 切ったり，バターを塗ったりなどで介助を必要とする 自立	
移　乗 （ベッドと 車いすとの間）	0 1 2 3	不能　座位バランス困難 高度の介助を必要とする（1～2人の力で）が座っていられる 軽度の介助（口頭または身体的手助け）で可能 自立	
移　動	0 1 2 3	動けない 車いすで自立 1人介助（口頭または身体的手助け）で歩く 自立（杖などの補助具は使用してもよい）	
更　衣	0 1 2	全介助を必要とする 介助を必要とするが半分程度は自分でできる 自立（ボタン，ジッパー，ひもなどを含める）	
階　段	0 1 2	不能 介助を必要とする（口頭，身体的手助け，補助具を使用して） 自立	
入　浴	0 1	全介助を必要とする 自立（またはシャワーで）	
合計点	／ 20		

出所）小澤利男ら編『高齢者の生活機能評価ガイド』医歯薬出版，2006, p.18より引用

　さまざまな環境とのかかわりのなかでの活動と参加の状態を把握する。ただし，IADLの評価は性差があり，女性の方が食事や更衣に関する得点が高いことが知られている。また，それぞれの生活の仕方によって得点にも差異が生じる。そのため，個人の変化の様子をアセスメントする場合に適している。

表3-81 ADL-20の評価項目と判定基準

1	基本的ADL――起居移動（BADLm）	①（ベッド上）寝返り ②床からの立ち上がり・腰下ろし ③室内歩行（10mを目安とする） ④階段昇降（1階分を目安とする） ⑤戸外歩行
2	基本的ADL――身のまわり動作（BADLs）	⑥食事 ⑦更衣 ⑧トイレ ⑨入浴 ⑩整容 ⑪口腔衛生
3	手段的ADL（IADL）	⑫食事の準備 ⑬熱源の取り扱い ⑭財産管理 ⑮電話 ⑯自分の薬の管理 ⑰買い物 ⑱外出
4	コミュニケーションADL（CADL）	⑲意思の伝達 ⑳情報の理解

注釈：日常生活動作・活動に関する判断基準
1）実用的時間内にできるか，できないかの判定を原則とする
2）本人，同居家族あるいは介護者より面接聴取し，内容的には日常観察に基づき判定し，直接テストを施行しなくともよい
3）ADL能力判定基準の原則
　　3：完全自立，補助具不要
　　2：補助具（杖，手すり，自助具）を利用して自立，監視不要
　　1：他者の監視下，または部分的介助を必要とする
　　0：他者の全面介助による

出所）小澤利男ら編『高齢者の生活機能評価ガイド』医歯薬出版，2006，p.27より引用

表3-82 非経口的栄養法

	種類	方法	留意点	栄養物の種類
経腸栄養	経鼻経管栄養法 （胃・十二指腸・空腸上部）	鼻腔から栄養チューブを目的消化管まで通して栄養物を注入する	口腔内でトグロを巻くこともあるので，カテーテル位置の確認は注入前に必ず行う。鼻腔の不快感を伴う	天然濃縮流動食，半消化態栄養剤，消化態栄養剤，成分栄養剤など
	瘻管法 （胃・空腸）	腹壁に瘻孔を空け，胃瘻や腸瘻から栄養チューブを目的消化管まで通して栄養物を注入する	瘻孔は自然閉鎖しやすいため，自然抜去を発見したら直ちに再挿入する必要がある	

第3節 活動と参加

経静脈栄養	末梢静脈栄養法	末梢（四肢）の静脈から栄養素を補給する（高濃度液は不可）	末梢静脈であるため，長期間の使用はできない。高濃度液は使用できないため，1日の必要カロリーを賄うことはできない	栄養剤，水・電解質
	中心静脈栄養法 完全静脈栄養法 高カロリー輸液法	鎖骨下静脈など大きな中心静脈までカテーテルを挿入し必要な栄養をすべて含む高濃度液を補給する	大きな静脈であり，留置をするため，長期に渡る栄養管理が可能である	高浸透圧・高エネルギー栄養剤

☆**食べる**：食べ物を手際よく口に運ぶ，はしやフォークなどが利用できるか，食べるスピード，適切な大きさの食べ物を口に入れる，誤嚥防止の工夫，スムーズな嚥下への援助。

☆**飲　む**：口に飲み物を運ぶ，飲むこと，水分摂取。

　摂食・嚥下機能に課題がある場合は，非経口的に栄養を摂取する必要が生じる。栄養補給法は，経腸栄養法と経静脈栄養法に大別できる。

☆**健康に注意する**：バランスのとれる食事を心掛ける，健康を害するものを避ける，薬物の使用，与薬の工夫，内服管理，健康上のリスクへの対応と疾病予防，疾病のコントロール。

　健康管理として，継続的なあるいは随時的に薬剤を用いることも多い。薬剤は，体内に入る経路により，作用発現などの時間が異なるため，経路ごとの特徴を知ることも重要である。

表3－83　経路ごとの薬物療法の特徴

経路	特徴
内服	口から入り，消化管から吸収され，門脈を通り肝臓で解毒作用を経たあとに，全身に作用する（肝臓を経由するため肝機能にも関与）
舌下	舌下は毛細血管が豊富であり，直接全身に入り数分以内に速やかに作用発現する。代表的な薬剤としてニトログリセリンがある
口腔内	口腔粘膜から直接全身に入り速やかに作用発現する
直腸内	肛門から直腸に挿入する。局所に作用するもの（ex：痔核など）と，直腸粘膜から吸収され，全身に作用するものがある
吸入	肺や気管支に直接作用し，速やかに作用発現する。内服薬に比べ副作用が少ない
経皮	経皮的に薬剤が吸収され，全身に作用するものであり，薬効は持続性。冠状動脈を拡張させるニトロダームなどがある
点眼	結膜嚢に薬物を滴下または塗布する。主に局所作用が目的
点鼻	鼻腔に投与するもので，局所作用のものと，鼻腔粘膜から吸収され即効性で全身に作用（血圧を下げるアダラートなど）するものがある

6．家庭生活

1）ICFによる枠組み

WHOが示す主な情報と観察内容を以下に示す。

主 な 情 報 と 観 察 内 容
・住居の確保，家具調度品の整備，住居の手入れ，物品とサービスの入手，必需品の入手，調理，調理以外の家事，家庭用品の管理，他者への援助など

2）観察のポイントとアセスメントツール

☆**住居の確保**：一人部屋，四人部屋，南向きの窓がある，居心地の良い居住環境への整備，馴染みのある空間を作り出す。

☆**家具調度品の整備**：一人ひとり異なる慣れ親しんだ家具，その方にとって大切な馴染みのある物を居室に配置する。

☆**住居の手入れ**：安全な居住空間への工夫，床に水分を残さない，床ワックスの選択。

☆**必需品の入手**：Lサイズのオムツ，半分に切ったサルバ，マジックテープを利用した衣服，褥瘡予防の工夫，ストーマ用品。

☆**調理以外の家事**：居室の片付け，ベッド周辺の整理整頓，ゴミ捨て。

☆**家庭用品の管理**：福祉用具の手入れ，車いすの空気を調節する。

☆**他者への援助**：他者の車いすを押す。

7．対人援助

1）ICFによる枠組み

WHOが示す主な情報と観察内容を以下に示す。

主 な 情 報 と 観 察 内 容
・基本的な対人関係，複雑な対人関係，社会的ルールに従った対人関係，社会的距離の維持，一般的な対人関係，公的な関係，非公式な社会関係，家族関係，親密な関係など

2）観察のポイントとアセスメントツール

☆**基本的な対人関係**：他者への敬意と思いやり，感謝，寛容さ，優しさ。

☆**一般的な対人関係**：利用者と利用者との関係として仲が良い，一緒に穏やかに過ごしている，犬猿の関係。

☆**公式な関係**：ケア実践者と利用者との関係，ゆっくりと関わる，馴染みの関係作り，積み重ねの関係作り。

☆**家族関係**：家族と利用者との関係，面会の状態，毎日息子が面会に訪れている，入所後一度

も家族の面会はない。

表3－84 健康なパーソナリティの規準

自己意識の拡大	自己自身だけに集中的に向けられていた関心が，家族・異性・趣味・政治・宗教・仕事へと広がり，他人の幸福を自分の幸福と同一視できるほど重要視し，拡大視する
他人との暖かい人間関係の確立	家族や友人に対して，深い愛情を伴う親密さと，全ての人の人間的状態に敬意を払い理解するという，共感性を持つ
情緒的安定	欲求不満の状況を受容するとともに，適切冷静に処理し，安定した精神状態を保つ
現実的知覚，技能および課題	歪曲されない正確な現実認識と，真実性への認知の構えをもっているか。基本的知的能力だけではなく，むしろ高い知的能力をもちながら，情緒的均衡を欠くために，健康なパーソナリティとなれない人も多数存在する
自己客観化，洞察とユーモア	自分自身とは何か，自分自身が持っているものは何か，他人は自分が何を持っていると思っているのか，といったことを客観的に知り，洞察する。この洞察とユーモア感覚は強く関連している
人生を統一する人生哲学	人生をいかに生きてゆくか，という目標への指向性を明確にもっているか。そして，人生に統一を与えてくれる哲学，すなわち価値への指向をもっているか

出所）高橋正臣監修『人間関係の心理と臨床』北大路書房，1995, pp.205-206より一部改変

8．主要な生活領域

1）ICFによる枠組み

WHOが示す主な情報と観察内容を以下に示す。

主 な 情 報 と 観 察 内 容
・非公式な教育，無報酬の仕事，個人およびグループでの必要な仕事，ボランティア活動，現在の役割を見つける，過去からの継続した役割を維持する，奉仕労働，基本的な経済的取引と経済的自給など

2）観察のポイントとアセスメントツール

☆**奉仕労働**：皆で共有するおしぼりをたたむ，他の入所者が使用する紙ナプキンを切る，下膳を手伝う。

☆**基本的な経済的取引**：金銭を管理し自分で買い物ができる，他者との物々交換，金銭を貯金。

☆**基本的な経済的取引と経済的自給**：銀行口座の維持，商品の売買，個人的・私的な財産を管理する。

9．コミュニティライフ・社会生活・市民生活

1）ICFによる枠組み

WHOが示す主な情報と観察内容を以下に示す。

主な情報と観察内容
・コミュニティライフ，レクリエーションとレジャー，宗教とスピリチュアリティ，人権，政治活動と市民権など

2）観察のポイントとアセスメントツール

☆**コミュニティライフ**：慈善団体，社会奉仕クラブ

表3－85　ボランティア活動

自分の意志で行う	誰かに強制されたり，義務で行ったりするものではなく，自分の考えで参加したり，取り組む
自分のためでない	他の人や社会のために取り組むもので，お金をもらうことや自分だけが満足することを目的とはしていない
さまざまなことが得られる	活動を通して，感動や喜び，充実感，達成感などが得られたり，活動そのものが楽しみになることもある。ボランティア活動を通じて，さまざまな体験をしたり，人や社会，自分について新しく気づくことがあったり，知識や技術を学ぶこともある。さまざまな人たちと知り合ったり，協力しあうことで，人とのつながりを広げることもできる
すでにある仕組みや発想を超えられる	ボランティア活動は自由な意志で取り組むものである。すでにある仕組みや発想にとらわれずに，何が必要であるかを考えて実施できる活動である。新しいサービスや社会の仕組みを生み出すことにつながることもある創造的な活動である

出所）　全国社会福祉協議会，全国ボランティア・市民活動振興センター「はじめてのボランティア」．http://www.zcwvc.net/より一部改変

☆**レクリエーションとレジャー**：スポーツ，リラクゼーション，お花見，フラワーアレンジメント，ボール遊び，散歩，歌を歌う

☆**宗教とスピリチュアリティ**：毎日お経を唱える，禅宗，毎週日曜日に教会へ通う，プロテスタント

表3－86　スピリチュアリティの9つの構成要素

1	超越的次元の存在	超越的次元，すなわち何かしら「見えない世界」の存在を信じ，それと繋がることで力を得ていると感じる
2	人生の意味と目的	人生には意味があり，存在には目的があると確信している
3	人生における使命	生への責任，天命，果たすべき使命があると感じる
4	生命の神聖さ	生命は神聖であると感じ，畏怖の念を抱く
5	物質的価値	金銭や財産を最大の満足とは考えない
6	愛他主義	誰もが同じ人間であると思い，他人に対する愛他的愛情を持つ
7	理想主義	高い理想を持ち，その実現のために努力する

| 8 | 悲劇の自覚 | 人間存在の悲劇的現実（苦痛，病気，災害，死など）を自覚している。そのことが逆に生きる喜び，感謝，価値を高める |
| 9 | スピリチュアリティの効果 | スピリチュアリティは生活の中に結実するもので，自己，他者，自然，生命，何かしら至高なる存在等とその個人との関係に影響を与える |

出所）真鍋顕久ら「スピリチュアリティとQOLの関係に関する理論的検討」『名古屋女子大学紀要』56, 2010, pp.41-52 より引用

第3章 ICFの概念とその活用

第4節　環境因子

環境因子（environmental factors）とは，人びとが生活をし，人生を送っている物的な環境や社会的環境，人びとの社会的な態度による環境を構成する因子のことである（障害者福祉研究会編 2003）。

1．生産品と用具

1）ICFによる枠組み

WHOが示す主な情報と観察内容を以下に示す。

主 な 情 報 と 観 察 内 容
・個人消費用の生産品や物質，食品，薬，日常生活における個人用の生産品と用具，福祉用具，個人的な屋内外の移動と交通のための生産品と用具，コミュニケーション用の生産品と用具，教育用の生産品と用具，仕事用の生産品と用具，文化・レクリエーション・スポーツ用の生産品と用具，宗教とスピリチュアリティ儀式用の生産品と用具，経済的資産，有形の資産，無形の資産など

2）観察のポイントとアセスメントツール

☆食　　品：普通食，全粥きざみ食，ミキサー食，カロリー計算された食事，治療食

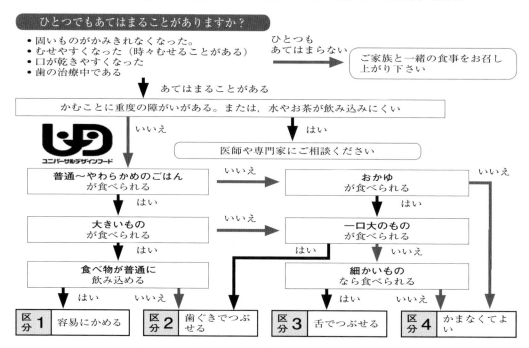

図3-13　ユニバーサルデザインフードの選択方法

出所）日本介護食品協議会，http://www.udf.jp/ より作図

第4節　環境因子

日本介護食品協議会では，ユニバーサルデザインフードとして区分0〜5を提示している。

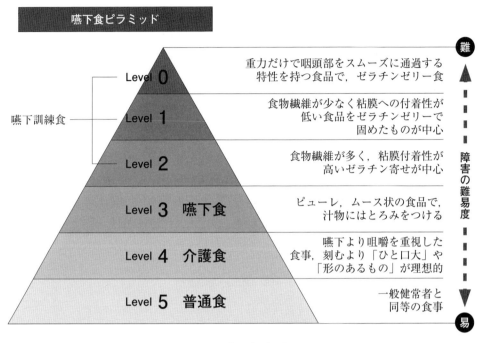

図3－14　嚥下食ピラミッド

出所）日本介護食品協議会，http://www.udf.jp/より作図

高齢者のエネルギーの必要量を満たす食事を選択する（kcal/日）。

表3－87　エネルギー必要量（kcal）＝BEE×活動係数×ストレス係数

＜Harris-Benedictの式＞ 男性：BEE（kcal）＝66.5＋13.75×体重（kg）＋5.0×身長（cm）－6.76×年齢（歳） 女性：BEE（kcal）＝655.1＋9.56×体重（kg）＋1.85×身長（cm）－4.68×年齢（歳）
＜活動係数＞ 寝たきり（意識低下状態）：1.0　　寝たきり（覚醒状態）：1.1　　ベッド上安静：1.2 ベッド外活動あり：1.3〜1.4　　一般職業従事者：1.5〜1.7
＜ストレス係数＞ 慢性低栄養状態：0.6〜1.0　　手術前，退院直前：1.0　　手術：1.1〜1.8（手術の度合による） 外傷：1.2〜1.6（傷の度合による）　　感染症：1.2〜1.5（軽症，重症で異なる） 熱傷：1.0〜2.0　　また体温が37℃を1℃超えるごとに0.1を加える

注）基礎エネルギー消費量（basal energy expenditure：BEE）
出所）北川公子ら『老年看護学』医学書院，2019，p.155を一部修正して引用

☆　薬　：降圧剤，利尿剤，強心剤，インスリン，漢方薬，サプリメント

　加齢に伴い，慢性的な疾患を併せもっていることも多く，継続的な治療のひとつとして薬物療法が実施される。

第3章 ICFの概念とその活用

表3-88 呼吸器系の薬剤

薬剤名	主な商品名	作用・禁忌
キサンチン誘導体 (テオフィリン)	テオドール	気管支喘息等の治療 気管支緊張緩和物質の分泌促進
β_2アドレナリン受容体刺激薬 (塩酸プロカテロール)	メプチン	気管支喘息等の治療 持続的な気管支拡張作用
抗コリン作動薬 (臭化イプラトロピウム)	アトロベント	気管支平滑筋の収縮を抑制 **＊緑内障には禁忌**
粘液溶解薬 (塩酸ブロムヘキシン)	ビソルボン	気管支粘膜および粘膜下気管腺分泌を活性化
中枢性麻薬性鎮咳薬 (リン酸コデイン)	リン酸コデイン	麻薬の1種である。咳反射を弱める **＊呼吸抑制がある場合は禁忌**
中枢性非麻薬性鎮咳薬 (臭化水素酸デキストロメトルファン)	メジコン	咳反射を弱め，気道分泌促進作用にて去痰を促進

出所)『2019年版 ユーキャンのナース実用手帳』2018, p.127より一部改変

表3-89 循環器系の薬剤

薬剤名	主な商品名	作用・禁忌
ジキタリス製剤(ジコキシン)	ジコキシン	心不全等の治療，心筋収縮力増強，徐脈，利尿
硝酸薬(ニトログリセリン)	ニトログリセリン	狭心症等の治療，冠動脈拡張作用
カルシウム拮抗薬 (ニフェジピン)	アダラート	高血圧等の治療　**＊グレープフルーツ(ジュース)との併用は，薬効が変化するので禁忌**
ACE阻害薬(カプトリル)	カプトリル	高血圧等の治療
β遮断薬 (塩酸プロプラノロール)	インデラル	心筋の興奮を鎮め，心拍数の増加を抑制 **＊気管支喘息・心不全・徐脈には禁忌**
ループ利尿薬 (フロセミド)	ラシックス	尿細管でのNa，Clの再吸収抑制作用 **＊無尿・肝性昏睡・低カリウム血症には禁忌**
カリウム保持性利尿薬 (スピロノラクトン)	アルダクトンA	アルドステロン拮抗作用により，Naおよび水分の排泄促進，カリウム排泄抑制
サイアザイド系利尿薬 (トリクロルメチアジド)	フルイトラン	ナトリウムの排泄促進
クマリン系抗凝固薬 (ワルファリンカリウム)	ワーファリン	心筋梗塞，脳梗塞，心房細動，弁膜疾患等の治療 **＊ビタミンKを多く含む食品(納豆やクロレラ食品など)の摂取は禁忌**

出所)『2019年版 ユーキャンのナース実用手帳』2018, pp.127-128より引用

第4節 環境因子

表3-90 不整脈の薬剤（内服薬のみ）

薬剤名	主な商品名	作用・禁忌
塩酸メキシレチン	メキシチール	頻脈性（心室性）不整脈の治療
リン酸ジソピラミド	リスモダンR	期外収縮, 発作性頻拍, 発作性心房細動・粗動の治療
塩酸ベラパミル	ワソラン	頻脈性不整脈の治療

出所）『2019年版 ユーキャンのナース実用手帳』2018, p.128より引用

表3-91 糖尿病治療薬（経口血糖降下薬）

薬剤名	主な商品名	作用・注意
スルホニル尿素薬	オイグルコン	インスリンの分泌を促進 ＊動悸や顔面蒼白, 頭痛などの低血糖の症状に注意
速効型インスリン分泌促進薬	グルファスト	インスリンの分泌を促進 ＊動悸や顔面蒼白, 頭痛などの低血糖の症状に注意
ビグアナイド系薬物	メトグルコ	組織でのグルコース分解促進
チアゾリジン誘導体	アクトス	糖代謝を高める
α-グルコシダーゼ阻害薬	グルコバイ	食事後の糖の吸収を阻害

出所）『2014年版 ユーキャンのナース実用手帳』2013, p.16より引用

表3-92 アルツハイマー病の主な治療薬

一般名（商品名）	作用機序	ADの適応	剤形	投与回数
ドネペジル塩酸塩（アリセプト®など）	アセチルコリンエステラーゼ阻害	軽度から高度	錠, 細粒, 口腔内崩壊錠, ゼリー	1日1回
ガランタミン臭化水素酸塩（レミニール®）	アセチルコリンエステラーゼ阻害 ニコチン性アセチルコリン受容体へのAPL作用	軽度, 中程度	錠, 口腔内崩壊錠, 内服薬	1日2回
リバスチグミン（イクセロン®パッチ・リバスタッチ®パッチ）	アセチルコリンエステラーゼ阻害 ブチリルコリンエステラーゼ阻害	軽度, 中程度	貼付剤	1日1回
メマンチン塩酸塩（メマリー®）	NMDA受容体拮抗作用	中程度, 高度	錠	1日1回

＊AD：アルツハイマー型認知症
出所）高橋正彦「認知症の薬をめぐって」『認知症ケア事例ジャーナル』(4), 2012, p.390より引用

☆**福祉用具**：すくいやすいスプーン, エアーマット, ビーズクッション, 義肢

☆**個人的な屋内外の移動と交通のための生産品と用具**：バス, 車, 車いす, T杖, 回転盤

☆**コミュニケーション用の生産品と用具**：テレビ, ビデオ, 録音機, 人工声帯, 補聴器

☆**教育用の生産品と用具**：書物, マニュアル

☆**スポーツ用の生産品と用具**：スポーツ用車いす

☆**宗教とスピリチュアリティ儀式用の生産品と用具**：線香, 蝋燭, 十字架, お花

☆**無形の資産**：大工の技術，書道の技術

2．自然環境と人間がもたらした環境変化

1）ICFによる枠組み

WHOが示す主な情報と観察内容を以下に示す。

主　な　情　報　と　観　察　内　容
・自然地理，植物，動物，気温，湿度，気圧，降水量，風，四季の変化，自然災害，台風，洪水，森林火災，人的災害，土壌汚染，水質汚染，大気汚染，光の強度，光の質，色彩のコントラスト，昼夜の周期，音の強度，音の質，振動，屋内の空気，屋外の空気の質など

2）観察のポイントとアセスメントツール

☆**自然地理**：山，丘，谷，平野，湖，ダム，川，小川

☆**植　物**：木，朝顔，菊，水仙，とまと，きゅうり，しそ，なすび

☆**動　物**：セラピードッグ，犬，猫，九官鳥，ハムスター

☆**降　水　量**：雨，露，雪，みぞれ，雹，あられ

☆**風**：微風がある，強風，風がない，空調の風が直接当たらないようにする

☆**四季の変化**：

春を感じるような工夫：お花見，お雛様，入学式，豆まき，蕗の薹(ふき とう)

夏を感じるような工夫：海の絵，笹飾り，七夕，紫陽花，流しそうめん

秋を感じるような工夫：木の実を飾る，お月見，運動会，栗拾い，落ち葉掃き，芋ほり

冬を感じるような工夫：雪景色，クリスマス会，お正月，五平餅

表3－93　健康で快適な温熱環境を保つための提案水準

要素	提案水準	提案水準に対するコメント
温度	居室：冬18〜22℃，夏25〜28℃ 非居室：冬13〜20℃，夏26〜30℃	着衣と活動の程度に応じて左記の範囲内で調節する。暖房停止時，非暖房室の最低は15℃程度を確保したい
湿度	湿度調整を行う場合の目標相対湿度：40〜60%	体感的には50%前後が最適とされる。結露防止の観点から上限は60%とする必要がある
気流	居住域での室内気流の上限 暖房：0.15m/s 冷房：0.25m/s 夏季通風による場合は1m/s程度までを可とする	夏季通風における上限は1m/s（紙が飛ばない），または3m/s（紙の飛散を許容）程度とされる。冷房時など1m/s（扇風機を含む），間欠的気流の上限も1m/s程度
放射	表面温度の上限：40℃（暖房放熱器など人体が接触する部分の上限） 床暖房表面温度：29℃以下	皮膚表面の低温熱傷の限界は40〜45℃とされる。長時間接触の可能性がある場合にはこれより低くする

出所）日本建築学会編『高齢者が気持ちよく暮らすには』技報堂，2005，pp.68-69より一部抜粋

☆**気　　温**：気温が高い・低い，平均気温，異常気温，施設内の温度設定。
☆**湿　　度**：脱衣所の湿度が高い，冬場は湿度が低い，冬はインフルエンザ予防のために湿度を高く保つ。
☆**屋内の空気**：排泄物の臭いの消臭，排泄後は空気の入れ替えを行う，トイレに消臭剤を設置する，香水の匂い。

3．支援と関係

1）ICF による枠組み

WHO が示す主な情報と観察内容を以下に示す。

主　な　情　報　と　観　察　内　容
・家族，親族，友人，知人・仲間・同僚・隣人・コミュニティの成員，対人サービス提供者，よく知らない人，保健の専門職，その他の専門職など

2）観察のポイントとアセスメントツール

☆**家　　族**：配偶者，パートナー，両親，兄弟姉妹，子，里親，養父母，祖父母，孫，との関係
☆**親　　族**：伯（叔）父，伯（叔）母，おい，めい，との関係

表3－94　介護者の負担感

身体的負担	栄養障害にかかわる状況 睡眠障害にかかわる状況 疲労の蓄積にかかわる状況 生活必須行動の制限にかかわる状況 ケア・医療処置のための疲労にかかわる状況
精神的不安	将来への不安にかかわる状況 被介護者との関係不良にかかわる状況 医療器具管理に対する過度の緊張にかかわる状況 介護サービス利用への心理的抵抗にかかわる状況
経済的負担	家計収入の減少にかかわる状況 介護・医療費の増加にかかわる状況
社会的負担 （介護者の親族・家族関係を含む）	親族・家族関係の不良にかかわる状況 仕事の継続の困難にかかわる状況 社会との交流が減ることにかかわる状況 世間体を気にする

出所）　佐藤八千子ら監修『認知症がある人をケアする―BPSD による生活場面の困難さ』学文社, 2012, p.211より一部抜粋

☆**対人サービス提供者**：介護福祉士などの介護職，との関係
☆**保健の専門職**：看護職，栄養士，理学療法士，作業療法士，医師，歯科医師，との関係
☆**その他の専門職**：生活相談員，介護支援専門員，との関係

　地域で生活を継続していくためには，さまざまな人たちとのかかわりの中でどのように関係

性を形成しているのかを，本人の健康状態・家庭・地域・経済・余暇活動・生活感の領域からアセスメントしていくことも重要になる。

表3-95 自己表現評価シート

健康の評価シート

A	健康			
1	食欲旺盛で，何でもおいしく食べている	＋1	0	－1
2	夜は熟睡でき，夜中に目が覚めたり，起こされることはない	＋1	0	－1
3	軽いスポーツで，日々の散歩など運動をしている	＋1	0	－1
4	肩凝り，頭痛，腰痛などを感じることは少ない	＋1	0	－1
5	自分の血圧，脈拍，平熱を知っている	＋1	0	－1
6	定期的に健診を受けている	＋1	0	－1
7	定期的に通院したり，毎日薬をのんでいる	＋1	0	－1
8	健康に気をつけていれば，人の世話になることはないと思っていた	＋1	0	－1
9	冗談を言ったり，笑顔を絶やさないように意識している	＋1	0	－1
10	気分の切り替えが上手である	＋1	0	－1

はい，そのとおり（＋1）　　どちらでもない0　　ちがう（－1）

家庭（家族）の評価シート

B	家庭（家族）			
1	朝や就寝時の挨拶をしている	＋1	0	－1
2	自分は家族から頼りにされている	＋1	0	－1
3	家族にねぎらいや，いたわりの言葉をよくかける	＋1	0	－1
4	結婚記念日や誕生日のお祝いをしている	＋1	0	－1
5	家族は金銭的，物質的に頼りになっている	＋1	0	－1
6	家族は心理的に頼りになっている	＋1	0	－1
7	別居している親や兄弟姉妹に相談事をよくする	＋1	0	－1
8	買い物をするときにも相談しないで，一人で決める	＋1	0	－1
9	年に1回ぐらいは家族で旅行する	＋1	0	－1
10	近所に，家族ぐるみでお付き合いをしている家がある	＋1	0	－1

はい，そのとおり（＋1）　　どちらでもない0　　ちがう（－1）

地域の評価シート

C	地域			
1	近所の人と挨拶を交わす	＋1	0	－1
2	茶飲み話をする人が近所にいる	＋1	0	－1
3	留守番や買い物を頼める人が近所にいる	＋1	0	－1
4	町や自治会の広報誌をよく読む	＋1	0	－1
5	町や自治会の行事やお祭りなどに進んで参加していた，している	＋1	0	－1

6	地域や学校の役員をしていた，している	＋1	0	－1
7	地域に同級生や友人がいる	＋1	0	－1
8	公民館などの催し物に参加していた，している	＋1	0	－1
9	最近1～2年間で，クラス会や同窓会に出席した	＋1	0	－1
10	近くに喫茶店やくつろげる場所があったら，たまには行ってみたいと思う	＋1	0	－1

はい，そのとおり（＋1）　どちらでもない0　ちがう（－1）

経済（仕事）の評価シート

D	経済（仕事）			
1	老後のために蓄えをしている	＋1	0	－1
2	医療費や介護の費用は，経済的負担になっていない	＋1	0	－1
3	毎月，仕送りをするような人はいない	＋1	0	－1
4	自分の自由に使えるお金が，月々1万円以上ある	＋1	0	－1
5	最近1年間に家族のためのプレゼント（贈り物）を買った	＋1	0	－1
6	収入になる仕事についている	＋1	0	－1
7	介護と仕事（または自分の日常生活）を両立している	＋1	0	－1
8	収入にならなくても仕事をしたい	＋1	0	－1
9	介護や自分の生活経験を活かした仕事や活動をしたい	＋1	0	－1
10	自分に見合う仕事をするために勉強をしたい	＋1	0	－1

はい，そのとおり（＋1）　どちらでもない0　ちがう（－1）

余暇活動の評価シート

E	余暇活動			
1	長く続けてきた趣味があり，継続している	＋1	0	－1
2	最近1年間に，映画や観劇，展覧会に出かけた	＋1	0	－1
3	楽しみに継続して見ているテレビ番組がある	＋1	0	－1
4	最近1年間に旅行をした	＋1	0	－1
5	毎日，新聞や雑誌，本を読む	＋1	0	－1
6	昔や今の仕事仲間と雑談をすることがある	＋1	0	－1
7	電話で愚痴をこぼしたり，なんでも相談できる友達がいる	＋1	0	－1
8	ペットを飼っている（いた）	＋1	0	－1
9	草花を育てたり，家の中に花を飾っている	＋1	0	－1
10	信仰をもっている	＋1	0	－1

はい，そのとおり（＋1）　どちらでもない0　ちがう（－1）

生活感の評価シート

F	生活感			
1	毎日の生活にも，少々の無駄は必要だと思う	＋1	0	－1
2	これからの人生に楽しみや生き甲斐をもちたい	＋1	0	－1
3	思い出話をしたり，写真をみることが多い	＋1	0	－1

4	自分は楽天的で，現在は大変だがそのうちなんとかなると思う	＋1	0	－1
5	現在の生活は充実しており，他に望むものは何もない	＋1	0	－1
6	どのような状況にあっても，身だしなみやおしゃれは必要である	＋1	0	－1
7	1～2か月毎に美容院や理髪店に行く	＋1	0	－1
8	わからないことは調べたり，聞いたりする	＋1	0	－1
9	友達はもっと多いほうがいい	＋1	0	－1
10	年賀状は20枚以上書く	＋1	0	－1

はい，そのとおり（＋1）　　どちらでもない0　　ちがう（－1）

出所）小澤利男ら編『高齢者の生活機能評価ガイド』医歯薬出版，2006，pp.302-305より引用

高齢となると社会とのつながりが希薄となる人が多い。そのため，現在のソーシャルネットワークの状態をアセスメントし，潜在的なニーズを引き出すことが重要となる。ソーシャルネットワーク・スケールを用いアセスメントをするとよい。

表3－96　ソーシャルネットワーク・スケール（LSNS：Lubben Social Network Scale）

1	少なくとも月に1回以上，顔をあわせる機会や消息をとりあう親戚兄弟は何人いますか？ 　0点：0人　　1点：1人　　2点：2人　　3点：3～4人　　4点：5～8人 　5点：9人以上
2	最も親しい親戚や兄弟との間で，実際の消息のやりとりや顔を合わせる機会はどのくらいですか？ 　0点：月に1回未満　　1点：月に1回　　2点：月に2～3回　　3点：週に1回 　4点：週に2～3回　　5点：毎日
3	あなたが個人的なことでも，気兼ねなく話すことができる親戚や兄弟は何人くらいますか？ 　0点：0人　　1点：1人　　2点：2人　　3点：3～4人　　4点：5～8人 　5点：9人以上
4	少なくとも月に1回以上，顔をあわせる機会をもち，消息をとりあう友人は何人くらいますか？ 　0点：0人　　1点：1人　　2点：2人　　3点：3～4人　　4点：5～8人 　5点：9人以上
5	最も連絡をとる友人と，実際の消息のやりとりや顔をあわせる機会はどのくらいですか？ 　0点：月に1回未満　　1点：月に1回　　2点：月に2～3回　　3点：週に1回 　4点：週に2～3回　　5点：毎日
6	あなたが個人的なことでも，気兼ねなく話すことができる友人は何人くらいますか？ 　0点：0人　　1点：1人　　2点：2人　　3点：3～4人　　4点：5～8人 　5点：9人以上
7	重要なことを決めるときに，よく人に相談しますか？ 　0点：全くない　　1点：めったにない　　2点：ときどき　　3点：しばしば 　4点：ほとんどいつも　　5点：いつも
8	他の人が重要なことを決めるときに，相談されることはよくありますか？ 　0点：全くない　　1点：めったにない　　2点：ときどき　　3点：しばしば 　4点：ほとんどいつも　　5点：いつも

9	あなたが自分以外の家族，友人，近所の人に対して，世話などをして手伝うことがありますか？
	0点：全くない　　1点：めったにない　　2点：ときどき　　3点：しばしば
	4点：ほとんどいつも　　5点：いつも
10	あなたはだれと住んでいますか？
	0点：ひとり　　2点：家政婦，付添婦　　4点：子ども，親戚，友達　　5点：配偶者

出所）大渕律子ら編『ナーシング・グラフィカ27　老年看護学―老年看護の実践』メディカ出版，2006，p.54より引用

4．態　度（利用者自身の態度ではない）

1）ICFによる枠組み

WHOが示す主な情報と観察内容を以下に示す。

主　な　情　報　と　観　察　内　容
・家族の態度，親族の態度，友人の態度，知人・仲間・同僚・隣人・コミュニティの成員の態度，権限をもつ立場にある人の態度，対人サービス提供者の態度，よく知らない人の態度，保健の専門職の態度，その他の専門職の態度，社会的規範・慣行・イデオロギーなど

2）観察のポイントとアセスメントツール

☆**家族の態度**：社会的な態度，介護に対する態度

　家族がどのように対象者のことを捉えているのかを把握することで，療養の方向性も左右される。特に継続的な介護が必要である場合は，家族の意向（態度）も重要となる。

☆**対人サービス提供者の態度**：介護福祉士などの介護職の態度，関わり方

☆**保健の専門職の態度**：看護職の態度，理学療法士の態度，作業療法士の態度，医師の態度，関わり方

表3－97　家族アセスメント

対象者にとってキーパーソンはだれか
対象者のケアの意欲や熱意が家族にあるか
対象者と特別な関係にあるのはだれか
とくに精神的に危機状況にあるのはだれか
家族内の意思決定のダイナミックスはどうなっているのか
同居家族のほかに頼りにできる人材があるか
家族には最悪の事態に対する心の準備ができているか
家族は病院（施設や事業所）や医療者（介護職）をどのように受け止めているのか

出所）岡堂哲雄編『家族論・家族関係論』医学書院，2013，p.148より一部引用して改変

5．サービス・制度・政策

1）ICFによる枠組み

WHOが示す主な情報と観察内容を以下に示す。

第3章　ICFの概念とその活用

主　な　情　報　と　観　察　内　容
・消費財生産のためのサービス・制度・政策，コミュニケーションサービス・制度・政策，社会保障サービス・制度・政策，市民保護サービス・制度・政策，保健サービス・制度・政策，保険制度など

2）観察のポイントとアセスメントツール

☆**社会保障サービス・制度・政策**：国民年金，厚生年金保険，老人福祉法，生活保護法

☆**市民保護サービス・制度・政策**：成年後見制度，高齢者虐待防止法，日常生活自立支援事業，個人情報の保護に関する法律

☆**保健サービス・制度・政策**：健康保険，国民健康保険，介護保険，後期高齢者医療制度，感染症法，予防接種法

表3－98　高齢者への虐待の分類

身体的虐待	身体に外傷が生じる。また生じる恐れのある暴行など
ネグレクト（介護・世話の放棄・放任）	介護義務の拒否，食事や水を与えないなど高齢者を衰弱させるような著しい減食，長時間の放置，養護を著しく怠る行為など
心理的虐待	著しい暴言または著しく拒絶的な対応や，幼児に対するような対応，無視をするといった行動など
性的虐待	合意なく抱きしめたり，性器に触れる，性的行為を強要するなど
経済的虐待	金品や資産を無断で使用・持ち出したり・貯金をずさんに管理するなど

出所）北川公子ら『老年看護学』医学書院，2019, pp.55-56より一部抜粋

表3－99　成年後見制度の概要

1）法定後見制度
　すでに判断能力が不十分な者（認知症高齢者，知的・精神障害者等）を対象とする。判断能力の程度により，補助，保佐，後見の3類型の後見制度にわかれる。
〈成年後見人等の業務（後見事務）〉
①財産管理（財産の管理に関する事務。資産・財産を管理し本人のために使う管理をする。）
②身上監護（生活，療養上に関する事務。様々な契約行為や入院契約の代行をする。具体的な生活支援をする介護行為等は含まれない。）

	補助	保佐	後見
対象者（判断能力）	被補助人（判断能力が不十分な者）	被保佐人（判断能力が著しく不十分な者）	成年被後見人（判断能力が欠けているのが常況の者）
「開始の手続き」の本人同意	必要	不要	不要
保護者	補助人	保佐人	成年後見人
監督人	補助監督人	保佐監督人	成年後見監督人
同意権の対象	申し立て範囲内の特定の法律行為	民法に定める行為	日常生活に関する行為以外

第4節　環境因子

同意権の本人同意	必要	不要	不要
取消権者	本人・補助人	本人・保佐人	本人・成年後見人
代理権の本人同意	必要	必要	不要
2）　任意後見制度 　判断能力が現在は一定以上ある方が将来のためにあらかじめ成年後見人等を選任しておく制度。			
3）　未成年後見人制度 　未成年者に対して親権を行う者がないとき，または，親権を行う者が管理権を有しないときに，法定代理人となる者を選び未成年者を守る制度。			

※後見人等には弁護士や社会福祉士などの専門職や社会福祉法人などの法人も選任できる。家族や親族も後見人となれる
出所）　佐藤八千子ら監修『認知症がある人をケアする―BPSDによる生活場面の困難さ』学文社，2012，p.203より引用

表3－100　日常生活自立支援事業の概要

実施主体	都道府県社会福祉協議会または指定都市社会福祉協議会（事業の一部を市町村社会福祉協議会，社会福祉法人等に委託可能）
対象者	判断能力が不十分な認知症高齢者・知的障害者・精神障害者等（契約内容が理解できる能力が必要） ※判断能力や契約締結能力に疑義がある場合は，「契約締結審査会」が審査する。
支援者	「専門員」（専任の常勤職員） 　初期相談から支援計画の策定，利用契約までを担う。 「生活支援員」（非常勤職員が中心） 　支援計画に基づいて具体的な支援を担う。
サービス内容	①福祉サービス利用援助 ②苦情解決制度の利用援助 ③行政手続きなどに関する援助 ④日常生活援助等（日常的な金銭管理，預貯金通帳の預かり）
事業の特徴	○利用料金等は実施主体により異なる（1回1時間あたり1,000～1,200円程度）。生活保護世帯は公費助成があるため無料。契約前の相談は無料。 ○実施主体の専門員が支援計画を立て，実施主体が認定する生活支援員が援助を行う。 ○入院・入所した場合でも利用できる。 ○福祉サービスに関する利用者からの苦情解決にあたることを役割とした第三者委員会である「運営適正化委員会」が，事業全体の運営監視と利用者からの苦情解決にあたっている。

出所）　佐藤八千子ら監修『認知症がある人をケアする―BPSDによる生活場面の困難さ』学文社，2012，p.205より引用

第3章 ICFの概念とその活用

第5節　個人因子

個人因子（Personal Factors）とは，個人の人生や生活の特別な背景であり，健康状態や健康状況以外のその人の特徴からなる（障害者福祉研究会編 2003）。

ICFは，世界での職種を超えた共通用語として確立されたが，個人因子はICFの分類としては含まれていない。世界にはさまざまな国があり，その国の中でも地域ごとに異なる文化や価値観がある。それぞれの国や地域により，個人のヒトがもつ情報の意味する内容が大きく異なる。個人因子はそれぞれの国や地域で考えていくことが必要になる。本書では，日本の高齢者ケアに限定をして述べることとする。

- 性別：男性または女性，不明
- 年齢：具体的な年齢，前期高齢者（65歳以上74歳未満），後期高齢者（75歳以上）
- 体力：疲れやすさなど（具体的な数値，労作との関係，疲労感の訴えなど）
- ライフスタイル：人生観，価値観，アイデンティティを反映したその人らしい生き方
- 生育歴：その人の誕生から現在に至るまでの経過
- 社会的背景：過去および現在における社会とのつながりや社会的役割
- 職業：その人が現役であった頃の職業
- 過去および現在の人生の大きな出来事：配偶者をはじめ大切な人びととの出会いや別れ
- 入院または入所までの経過：どのようなことがきっかけとなり入院または入所となったか
- その他

＜引用文献＞
明石惠子編『ナーシング・グラフィカ11　健康の回復と看護―栄養代謝機能障害』メディカ出版，2006：97，136
阿部光樹ら編『系統看護学講座―循環器』医学書院，2009：123
安藤邑惠ら編『ICFの視点に基づく高齢者ケアプロセス』学文社，2009：6-8，69，79-80
大久保昭行編『系統看護学講座別巻臨床検査』医学書院，2008：98
大渕律子ら編『ナーシング・グラフィカ27　老年看護学―老年看護の実践』メディカ出版，2006：28，54，100
岡堂哲雄編『家族論・家族関係論』医学書院，2013：148
小木曽加奈子『医療職と福祉職のためのリスクマネジメント』学文社，2010：12，127，145
小木曽加奈子監修『看護師国試必修問題攻略ブック2014年度版』成美堂，2013：172-176
奥宮暁子ら編『生命の再構築を必要とする人の看護2』中央法規，2000：140
小澤利男ら編『高齢者の生活機能評価ガイド』医歯薬出版，2006：18-40，46，48，213-264，302-305
金谷節子編『ベッドサイドから在宅で使える嚥下食のすべて』医歯薬出版，2006：18-24

第5節　個人因子

加齢黄斑ドットコム，http://www.kareiouhan.com/selfcheck/（2019.7.10閲覧）
川島眞ら「搔痒の程度の新しい判定基準を用いた患者日誌の使用経験」『臨床皮膚科』56（9），
　　2002：692-697
川西秀徳編『SEIREI 栄養ケア・マネジメントマニュアル』医歯薬出版，2007：43
北川公子ら編『老年看護学』医学書院，2019：55-56，155，169，245
厚生労働省医療安全対策検討会議報告書『医療安全推進総合対策』じほう，2002：103-104
厚生労働省：健康日本21，
　　https://www.mhlw.go.jp/topics/kenko21_11/top.html（2019.7.10閲覧）
厚生労働省「障害高齢者の日常生活自立度判定基準」
　　https://www.mhlw.go.jp/file/06-Seisakujouhou-12300000-Roukenkyoku/0000077382.pdf（2019.7.10
　　閲覧）
在宅チーム医療栄養管理研究会監修『スリーステップ栄養アセスメントを用いた在宅高齢者食事ケア
　　ガイド』第一出版，2004：43，131
在宅チーム医療栄養管理研究会「第1段階調査票」
　　http://www.teameiyo.com/report.html（2019.7.10閲覧）
さくら補聴器センター，http://www.sakura-hochouki.com/kikoe02.html（2013.12.12閲覧）
佐藤八千子ら監修『認知症がある人をケアする―BPSDによる生活場面の困難さ』学文社，2012：
　　19，130-132，203，205，211
真田弘美ら編『老年看護学技術』南江堂，2011：152，294
障害者福祉研究会編『ICF 国際生活機能分類―国際障害分類改訂版』中央法規，2003，pp.3-169
照林社編『最新　転倒・抑制防止ケア』照林社，2003：20
ジョセフ・J・ガロ，テリー・フルマーら／井上正規監訳『医療・看護・福祉の現場で役立つ高齢者
　　アセスメントマニュアル』MC メディカ出版，2006：92-96
清野裕ら「糖尿病の分類と診断基準に関する委員会報告」『糖尿病』2012：485-504
関野宏明ら監修『Nursing　Selection ⑥脳・神経疾患』学習研究社，2002：32
全国社会福祉協議会，全国ボランティア・市民活動振興センター「はじめてのボランティア」
　　http://www.zcwvc.net/（2019.7.10閲覧）
喘息予防・管理ガイドライン2015　アレルギー，66（2），2015：97-81
高橋正臣監修『人間関係の心理と臨床』北大路書房，1995：205-206
武田功編『PT マニュアル脊髄損傷の理学療法』医歯薬出版，2006：24-28
高橋正彦「認知症の薬をめぐって」『認知症ケア事例ジャーナル』（4），2012：390
日本アレルギー学会：喘息予防・管理ガイドライン2009，http://www.jsaweb.jp/（2019.7.9閲覧）
日本オストミー協会，http://www.joa-net.org/contents/knowledge/index.htm（2013.12.12閲覧）
日本介護食品協議会，http://www.udf.jp/（2019.7.10閲覧）
日本建築学会編『高齢者が気持ちよく暮らすには』技報堂，2005：68-69
日本高血圧学会，https://www.jpnsh.jp/（2019.1.10閲覧）
日本心臓財団，http://www.jhf.or.jp/a&s_info/guideline/kouketuatu.html（2013.12.12閲覧）
日本認知症ケア学会編『認知症ケア標準テキスト改訂・認知症ケアの実際Ⅰ：総論』ワールドプラン
　　ニング，2007：101-103
日本肥満学会，http://www.jasso.or.jp/（2019.1.10閲覧）
日野原重明『臨床老年医学入門』医学書院，2012：116-117
プリシラら／竹花富子ら訳『ヘルシー・エイジング』エルゼビア・ジャパン，2007：692
ヘルスアセスメント検討委員会監修『ヘルスアセスメントマニュアル　生活習慣病・要介護状態予防
　　のために』厚生科学研究所，2000：208
堀内ふきら編『ナーシング・グラフィカ26　老年看護学―高齢者の健康と障害』メディカ出版，

2006：150，155
本間昭編『認知症の理解』ミネルヴァ書房，2009：51-52
真鍋顕久ら「スピリチュアリティとQOLの関係に関する理論的検討」『名古屋女子大学紀要』56，2010：41-52
溝口環ら「DBDスケールによる老年期痴呆患者の行動異常評価に関する研究」『日本老年医学会雑誌』30（10），1993：835-840
宮地良樹編『間違いだらけの褥瘡・フットケア』中山書店，2014：134
ユーキャン学び出版ナース手帳研究会編『2014年版　ユーキャンのナース実用手帳』ユーキャン学び出版，2013：16
ユーキャン学び出版ナース手帳研究会編『2019年版　ユーキャンのナース実用手帳』ユーキャン学び出版，2018：69-72，76-77，102，111，127-128，161
林正健二編『ナーシング・グラフィカ15　健康の回復と看護―内部環境調節機能障害／性・生殖機能障害』メディカ出版，2006：55

＜参考文献＞
朝田隆「認知症の問題行動・BPSDへの対応」『老年精神医学』20（増刊号Ⅲ），2009：95-101
小木曽加奈子ら「介護老人保健施設における認知症高齢者の生活機能の実態―認知症の症状に関する機能評価尺度を用いて」『人間福祉学会誌』9（1）2010：23-30
小澤利男ら編『高齢者の生活機能評価ガイド』医歯薬出版，2006
中島健一『認知症介護実践研修テキストシリーズ１』中央法規，2006
日本認知症学会編『認知症テキストハンドブック』中外医学社，2009
西村浩「BPSDの概念と対応―治療上の問題点」『老年精神医学雑誌』第20巻（増刊号Ⅲ），日本老年精神医学会，2009：87-94
野村豊子『認知症ケアの基礎知識』ワールドプランニング，2008
真田弘美ら編『老年看護学技術』南江堂，2011
山田律子ら編『生活機能からみた老年看護過程＋病態・生活機能関連図』医学書院，2008

第4章

事例から学ぶ

第1節　事例紹介

1. **【事例A氏】転棟時の状況**

① **属　性**

女性　　86歳

現病歴：アルツハイマー型認知症，慢性心不全

家族構成：夫婦の2人暮らし。

家族との関わり：夫は88歳であり，高血圧で内服治療中である。妻が発病してから血圧のコントロールがやや不良になったと看護師に話している。子どもは2人いる。他府県に住んでいる長女夫婦が入院の手続きなどを行った。長女夫婦には娘と息子がいる。常勤で働いているため，介護を行うことは難しい。もうひとりの子どもも他府県に住んでいる。夫は高齢であるため，長女と一緒に週末の午後に面会にくる。A氏も夫が来ることを楽しみにしており，家族との関係は良好である。

② **入院までの経過と治療計画**

3月の中頃から，寝床に入ると時々咳嗽や呼吸困難感が出現するようになり，夜中に息苦しさが増して座り込むこともしばしばあった。そのため，夜間ぐっすりと眠ることができなくなってきた。夫婦の寝室は別であり，A氏は夫に「この頃，夜眠れない」と言っていた。症状の改善が見られず，足のむくみも出現するようになった。3月15日に長女夫婦がA氏から状況を聞き，自家用車で循環器内科を受診し，心不全を指摘され，治療目的のため入院となった。医師からは利尿剤を中心に心不全の治療を行い改善できれば，ADLの向上のために地域包括ケア病棟でリハビリを行い退院予定ということを本人と家族（夫と長女夫婦）に説明がされている。リハビリのゴールはシルバーカーを用いた歩行である。

③ **既往歴**

60歳：高血圧

68歳：脳梗塞（左半身にやや麻痺がある），僧房弁閉鎖不全症，僧房弁狭窄症

70歳：心不全

84歳：アルツハイマー型認知症

④ 現在の状態・治療

　入院後2週間はベッド上安静で，酸素療法と利尿剤を中心に心不全の治療を行い改善がみられた。ベッド上安静などにより身体機能が低下しており，リハビリ目的で地域包括ケア病棟に転棟となった。ニューヨーク心臓協会の心機能分類はⅡであり，病状的には離床を進めていく段階である。トイレなどは車いすを使用しているが，リハビリでは，歩行器を用いて病棟内を歩くことができる。理学療法士（PT）によるリハビリは月曜日から金曜日まで午前と午後の計2回約30分あり，平行棒や歩行器を用いた歩行訓練を行っている。

　内服は，ラシックス（利尿剤），カプトリル（アンジオテンシン変換酵素阻害剤，降圧薬），ワソラン（不整脈治療薬），ワーファリンカリウム（抗凝固剤），アリセプト（アセチルコリンエステラーゼ阻害剤）であり，3日排便がなければ，センノサイド錠（下剤）を夜内服する。不眠時は，レンドルミン（睡眠薬催眠鎮静剤，抗不安剤）の内服の指示があるが転棟後は使用していない。

【MMTによる評価】右肘：G（優），右手関節：G（優），右肩関節：G（優），右股関節：G（優），右膝関節：G（優），左肘：F（良），左手関節：F（良），左肩関節：F（良），左股関節：F（良），左膝関節：F（良）

⑤ 退院後の生活に対する家族の希望

　認知症の診断を受けてから，夫はA氏の様子に気をつけるようにしてきたが，妙な行動が多くなったと感じている。朝早く親戚や近所の人へ電話をするなどもあり，注意をしてもすぐに忘れてしまう。いつも一緒に畑仕事や簡単な家事をするようにしていた。人様のお世話になりたくないと思って介護保険は今まで利用してこなかった。夫は，これまで通り2人で暮らしたいと思っている。A氏も退院後は自宅で元のように暮らしたいと思っている。介護認定調査を終了し，現在要介護認定申請中である。退院後は介護サービスを利用する予定であるが，家屋の構造などは不明であり，退院調整は地域包括ケア病棟で行うことになっている。介護保険制度に対する理解は不明であるが，長女は，母親がトイレへ行けなくなっており，父親も高齢であるため，自宅で生活できるのか不安に思っている。

⑥ 病前の生活

睡眠：朝6時に起床し，22時に床に入るが，夜間は少なくとも1－2回はトイレのため起きる。熟睡感が得られておらず，就寝前にレンドルミンを内服することもあった。

清潔：入院前はひとりで毎日入浴していた。朝晩の2回，部分義歯も自分で手入れをしていたが，水でざっと洗う程度。

衣服：現在は服に対しても無頓着になり，汚れていても気がつかないことが多い。更衣動作は自立している。足先が冷えるとのことで，夏場でも靴下を常時履いている。

食事：入院前は，夕食は宅配弁当（普通食）を利用していた。夫と一緒に簡単な食事を作っ

たり，洗濯を行うなど，家事の一端を担っていた。
排泄：ほぼ自立していたが，時々夜間に尿失禁をすることがあり，布団を汚さないようにするために，リハビリパンツを履いていた。
性格：もともとは几帳面でおしゃれであった。
移乗：円背があるため，腰は70度位曲がっており，前傾姿勢で，速足で歩幅が小さく小刻みで歩いていた。

⑦ **転棟時所見（4／4）**

血液検査：白血球数7,300／㎣，赤血球数350万／㎣，ヘモグロビン9.0g／dℓ，ヘマトクリット値40％，血小板30万／㎣，空腹時血糖102mg／dℓ，総蛋白6.8g／dℓ，アルブミン4.2g／dℓ，血清尿素窒素30mg／dℓ，クレアチニン1.6mg／dℓ，尿酸5.1mg／dℓ，CRP1.0mg／dℓ，BNP（脳性ナトリウム利尿ペプチド）150pg／dℓ

尿検査：尿たんぱく（－），尿糖（－），尿ケトン体（－），尿ビリルビン0.3mg／dℓ，尿ウロビリノーゲン（±），潜血反応（－）

身長148.5cm，体重40.4kg

バイタルサイン：体温36.8℃，脈拍90回／分（不整有：心房粗動），呼吸数20回／分，血圧146／64mmHg，$SpO_2$98.0

⑧ **その他**

食事：普通食1,450kcal，たんぱく質40g，脂質25％（エネルギー比），カルシウム500mg，塩分6g，食事中の水分量は800mℓ，医師の指示により1日の飲水量は1,000mℓ以内。
排泄：排尿は1日6～7回（夜間は1～2回）。
視力：両眼とも加齢に伴う視力低下と視野がやや狭い。
聴力：難聴があり，特に左の耳は聞こえにくい。看護師の言っていることが聞こえず，聞き返したり，無反応であったり，ぽかんとした顔をしていることがある。

2．転棟後の経過

＜4月5日＞

　転棟後，ずっとうとうととしている。看護師が訪室し，「もうすぐお食事ですから座っていましょうか？」と声をかけると「ここのご飯は何を食べても味がしない。美味しくないね。味が薄すぎる」と言う。看護師の促しによって，仰臥位からベッドの柵を持って側臥位にはなれるが，端座位にはなれず介助を要する。端座位の保持は可能である。床頭台をベッドサイドに移動して食事のセッティングを行う。A氏は4人部屋の廊下側であるため，壁を前にして座りエプロンを介助でつける。残歯があり，自分で上下部分義歯を装着して食事をする。食事を配膳しても，促さないと箸ももたず，そのまま食事を眺めている。「Aさん。お食事がきました

よ。温かいうちに食べてくださいね」と促すことで食べ始める。しかし，2～3口食べるとまた，手が止まってしまい，それを繰り返し，昼食は主食が3割，副食は2割しか摂取できなかった。朝食は主食が3割，副食は9割である。お茶を飲むようにすすめると「喉が乾かないから，お茶はあんまり欲しくない。できるだけ飲まない方が，病気が良くなる」と言う。食後に，歯ブラシを渡しても，そのまま置いてしまい，何をすればいいのか分からない様子である。看護師が歯を磨くふりをすると，歯を磨き始めた。口腔内の食物残渣が多い。

　看護師がトイレを促すと「トイレ行きたい」と言う。端座位から介助バーを用いて，ほとんど介助なしで立ち上がることができる。移乗動作を細かく伝えることで，自力で車いすへ移動できる。指示がないとフットレストを下げるなどの行為ができない。トイレへ入ると，ブレーキをかける前に突然立ち上がろうとする。ズボンを下げ，紙オムツのテープを外している間に放尿がある。尿意を確認し，トイレ誘導を行ってもオムツ内に失禁していることも多い。促すことにより，排泄後自分でトイレットペーパーを用いて後始末ができる。トイレ使用後は促せば手を自分で洗うことができる。下着は紙オムツとパッド2枚を使用している。A氏は「下の世話までさせてしまって，申し訳ない。汚いことさせてごめんね」と言う。

　訪室すると横になりうとうととしている。「早く良くなって家に帰るためには，寝ている方がいい」と言う。家での過ごし方を尋ねると「畑仕事のために，早起きをしていた。お昼からは一休みして，また仕事をしたよ。やることいっぱいあるから。ここだと暇だからね」と言う。「家に帰りたいな。犬も待っとる。でもすぐってわけにはいかんな」と言う。動物が好きであり，病室の廊下に飾ってある犬の写真をみて，「これは私のワンちゃん」と言う。看護師が話しかけると答えるが，自分から話しかけることはない。「家に帰りたい」というが，「早く治らんと帰れん」と言い，病院で治療を受けていることは認識している。ベッドは水平にすると息が苦しくなるとのことで，常に頭部を10度ほどあげている。

　14時のバイタルサイン：体温36.5℃，脈拍98回／分（不整有），呼吸数18回／分，血圧136／56mmHg，$SpO_2$96.4

　血液検査：白血球数6,300／mm³，赤血球数352万／mm³，ヘモグロビン9.2g／dℓ，ヘマトクリット値40％，血小板28万／mm³，空腹時血糖98mg／dℓ，総蛋白6.5g／dℓ，アルブミン4.0g／dℓ，血清尿素窒素28mg／dℓ，クレアチニン1.5mg／dℓ，尿酸5.3mg／dℓ，CRP1.1mg／dℓ，BNP126pg／dℓ

　PTによるリハビリは午前と午後の計2回約30分行っており，A氏は積極的に取り組んでいる。リハビリでも立位時は左側に力が入らずやや左に傾く。平行棒と歩行器を使っての歩行を行っているが，リハビリでの歩行時は早歩きで，歩幅が狭く，すり足。前傾姿勢で不安定な歩

第1節　事例紹介

行状態である。歩行練習では「やっぱ。疲れる」と言うが，実施できる。リハビリでは歩行器を用いて病棟内を歩くが，トイレなどは車いすを使用する。パジャマはMサイズで，裾が長くひきずって歩いている。

夜間の巡視時A氏が座っているため，「どこか調子が悪いところはありませんか？」と尋ねると「大丈夫」と答える。「眠れませんか？」と尋ねると首を振る。「何か用事があったらナースコールで呼んでください」と伝えると大きく頷く。

夕食は主食が9割，副食は2割である。1日の飲水量は500mℓ。

＜4月6日＞

訪室すると横になり目を閉じている。臥位・介助で清拭を行う。上半身に2枚の蒸しタオル，下半身に2枚の蒸しタオルを用意する。「拭けるところは拭いてくださいね」と声をかけると顔，首回り，両上肢を自分自身で拭ける。看護師が「脇の方も拭いてくださいね」と声をかけると，両脇も拭くことができる。左上肢の動きはぎこちなさがあるがなんとか拭くことができている。両上肢は可動域の制限はないが，左手に力が入らず，細かな動作がしにくい。清拭時の更衣は全面的に看護師が実施する。オムツを開くと尿失禁がある。陰部に広範囲に発赤があり，引っ掻き傷が複数みられる（オムツかぶれ）。痒みあり。陰部洗浄の石鹸はあらかじめ泡立っているものを使用し，陰部洗浄は介助にて看護師が毎日行う。陰部洗浄後は，軟膏（白色ワセリン）の塗布を行う。A氏は「こんなところ（陰部）までお世話になって。ごめんね」と言う。

食事介助時，箸やフォークなどがないため，あたりを探すと，ベッドサイドのゴミ箱に捨ててある。A氏に尋ねると「分からんね…」と言う。看護師が他事をしている間に義歯を装着せずにバナナの皮をむいて食べ始める。左手で箸やスプーンを持って食べるが，ときどき箸からおかずが零れ落ちる。朝食は主食が4割，副食は3割であったが，昼食は，主食が6割，副食8割摂取できた。食後，A氏自身で義歯を外し，看護師の介助で義歯を洗う。洗浄後，義歯を渡すが，義歯の上下が分からなくなるため，細かな説明を分かりやすくすると自分で上下の義歯をはめることができた。

トイレ誘導を行うが，「ズボンを下ろすまでそのまま立っていてくださいね」という指示動作ができず，ズボンを履いたまま便座に座る。排泄が終わるとすぐに立ち上がり，ズボンを上げようとする。尿意や便意を感じているが，それを他者へ伝えることができない。

14時のバイタルサイン：体温36.0℃，脈拍98回／分（不整有），呼吸数18回／分，血圧130／56mmHg，$SpO_2$96.0

訪室すると，ベッドにおいてあるものをひとまとめにしている。「家に帰る準備をしなくては」と言う。そわそわして，落ち着かない様子があるため，4点柵にする。時間をかけもう少し元気になるまで，ここに居て欲しいことを伝えるとなんとか落ち着かれる。

　前夜にセンノサイド錠を用いており，15時頃に，木の実のようなコロコロした固い塊の便が排出され，その後しばらくしてから腹部の強い痛みとともに，境界がほぐれて，ふわふわと柔らかいお粥のような便があった。排便後腹部不快消失する。

　「すぐって（退院）わけにはいかんわな。しゃきっとするまでには，まだだいぶ頑張らないと」と言い，リハビリを行っている。歩行器を前傾姿勢で押しながら歩いている。声をかけてしばらくはよい姿勢が維持されるが，しばらく歩くとまた前傾姿勢になる。

　23時半頃，A氏の居室の方からガタガタと大きな音がするため，訪室するとA氏が柵を大きく揺らしていた。「どうしましたか？」と尋ねると「行かないと」と言う。「トイレですか？」と尋ねると大きく頷く。そのため，急いでトイレ誘導を行うが，トイレに着くとオムツ内に失禁していた。その後，離床センサーを設置する。また，昼間から4点柵であったが4点高柵に変更する。転倒・転落予防のため，夜間はマットをベッドサイドに置くこととした。

　夕食は主食が8割，副食は7割である。1日の飲水量は600mℓ。

＜4月7日＞

　ベッドの上で横になり，1日の大半を過ごしている。清拭時，布団を移動すると，尿で汚れたパッドとオムツが足元にある。A氏はパジャマだけ履いていた。A氏に「これどうしました？」と汚れたパッドとオムツを見せると「そんなもの分からん」と言う。衣服は右側から脱ぎ，左側から着る。更衣動作に協力が得られる時と得られない時がある。ズボンを履くときは，指示すると足をあげて通したり，臀部をあげることができた。皮膚はやや乾燥傾向があり，陰部の状態に変化なし。訪室時，ベッドで横になってうとうとしている。「病院ではやることがないから，寝るしかない」と言う。昼食が近いことを伝え起きるように声をかける。昼食時，スプーンには山盛一杯ご飯をすくい食べている。突然，食べる速度が速くなることもあるが，「ゆっくり食べてくださいね」と声かけをすると，元の速さに戻る。昼食は，主食が10割，副食10割摂取できた。朝食は主食が10割，副食が4割である。

　　14時のバイタルサイン：体温36.3℃，脈拍88回／分（不整有），呼吸数20回／分，血圧126／60mmHg，SpO_2 90.3

　　血液検査：白血球数6,200／㎣，赤血球数356万／㎣，ヘモグロビン9.3g／dℓ，ヘマトクリット値42％，血小板29万／㎣，空腹時血糖98mg／dℓ，総蛋白6.3g／dℓ，アルブミン4.3g／dℓ，血清尿素窒素25mg／dℓ，クレアチニン1.5mg／dℓ，尿酸5.2mg／dℓ，

第 1 節　事例紹介

CRP1.0mg／dℓ，BNP128pg／dℓ

「あんまり眠れない。家が一番いいね」と病院では夜眠れないと感じている。トイレ誘導で失禁なく排泄できる。トイレでは，自分でズボンやリハビリパンツの着脱ができる。トイレへ行きたいときはナースコールで知らせて欲しいとお願いすると，大きく頷く。しかし，ナースコールを用いて看護師を呼ぶことはその場では理解ができても，それを保持し，実践することはない。

夕食は主食が 1 割，副食は 9 割である。1 日の飲水量は400mℓ。

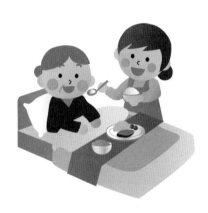

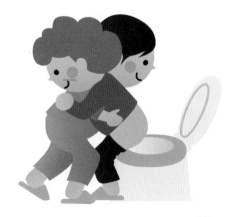

3．フェイスシート

86 歳	男 / **女**	介護保険要介護度認定 要支援・要介護（ ）・**なし**

病名	身長 148.5 cm
アルツハイマー型認知症　慢性心不全	体重 40.4 kg

転棟までの経過：
○年の3月の中頃から，時々夜間咳嗽や呼吸困難感が出現するようになり，不眠傾向にあった．改善が見られず，足のむくみも出現するようになり，3月15日に長女夫婦に連れられ，循環器内科を受診し，心不全を指摘され治療目的のため入院となった．入院時は咳嗽・呼吸困難・胸部不快感，動悸，労作時の疲労感が強かったが，症状が軽快したため，地域包括ケア病棟へ転棟となった．

現在の症状：
物忘れ，労作時の動悸や息切れ，末梢冷感，オムツかぶれによる発赤

治療方針と治療：
心不全は改善傾向にあるが，身体機能の低下もあるため，リハビリ後に自宅へ戻る予定．
≪内服≫ラシックス（利尿剤），カプトリル（アンジオテンシン変換酵素阻害剤，降圧薬），ワソラン（不整脈治療薬），ワーファリンカリウム（抗凝固剤），アリセプト（アセチルコリンエステラーゼ阻害剤），センノサイド錠（下剤），レンドルミン（睡眠薬催眠鎮静剤，抗不安剤）
≪リハビリ≫PTによるリハビリは月曜日から金曜日まで午前と午後の計2回（約30分）

既往歴：
60歳：高血圧
68歳：脳梗塞，僧房弁閉鎖不全症，僧房弁狭窄症
70歳：心不全
84歳：アルツハイマー型認知症

日常生活自立度（寝たきり度）： J1・J2・A1・A2・B1・**B2**・C1・C2

認知機能：認知症の診断　有・無
認知症高齢者の日常生活自立度（認知症）： Ⅰ・Ⅱ（a・b）・Ⅲ（a・b）・**Ⅳ**・M
2年前にアルツハイマー型認知症と診断を受け内服治療を行っている．簡単な日常会話は理解できる．

本人の思い：
入院していることは理解している．「家に早く帰りたい」「家が一番落ち着くね」とよく発言する．

家族構成：	家族の思い：
独居・**高齢者世帯**・施設入院 同居者（夫） キーパーソン：長女（他府県）	（夫）今までどおり，2人で暮らしたい．子ども達に迷惑をかけたくない． （長女）母は，トイレにも行けなくなってしまい，父も高齢であり，自宅で生活できるのか不安である．

入院前の暮らしの状況など：
主介護者は，同居している夫であるが，夫も88歳と高齢である．認知症の診断を受けてから，気をつけるようにしてきたが，妙な行動が多くなった．朝早く親戚や近所の人へ電話をするなどもあり，注意をしてもすぐに忘れてしまう．人様のお世話になりたくないと思って介護保険は今まで利用してこなかった．長女は他府県に住んでおり，常勤で働いている。介護を行うことは難しいため，現在要介護認定申請中である．入院前から夕食は宅配サービスを利用しており，退院後も利用する予定．

第1節　事例紹介

4．アセスメントシート

	日常生活行動の情報	アセスメント	統　合
活動	【入院前】 O：入院前も円背があるため，腰は70度位曲がっており，前傾姿勢で，速足で歩幅が小さく小刻みで歩いていた． O：入院前は畑仕事をしており，夫と協力して食事の支度や家事を行っていた． 【現在の状況】 <バイタルサインの推移> | | KT | BP | R | P | SpO₂ | |---|---|---|---|---|---| | 4/4 | 36.8 | 146/64 | 20 | 90 | 98.0 | | 4/5 | 36.5 | 136/56 | 18 | 98 | 96.4 | | 4/6 | 36.0 | 130/56 | 18 | 98 | 96.0 | | 4/7 | 36.3 | 126/60 | 20 | 88 | 90.3 | O：高血圧 O：心不全，BNPは150〜126 O：脈拍は不整があり，心房粗動 O：ワソラン（不整脈治療薬），ワーファリンカリウム（抗凝固剤） O：ニューヨーク心臓協会の心機能分類はⅡ O：病状的には離床を進めていく段階である． O：柵を持って側臥位になることはできるが，その姿勢から自力で起き上ることはできず，介助が必要になる． O：端座位から介助バーを用いてほとんど介助なしで立ち上がることができる． O：細かな一つひとつの動作を指示すれば，ほとんど自力でベッドから車いすへ移動できる．指示がないとフットレストを下げるなどの行為ができない． O：車いすが止まると突然立ち上がろうとする． O：夜間一人で座っていることがある． O：夜間ガタガタという音で駆けつけると，ベッドの柵を揺らし外そうとしていた． O：立位時は左側にやや傾く． O：リハビリでは歩行器を用いて病棟内を歩くが，トイレなどは車いすを使用する O：PTによるリハビリは平行棒と歩行器を使っての歩行を行っている． O：リハビリのゴールはシルバーカーを用いた歩行である． O：リハビリでの歩行時は早きで，歩幅が狭く，すり足，前傾姿勢で不安定な歩行状態である． O：寝ていれば早く治り家へ帰れると思っている． O：両上肢は可動域の制限がないが，左手に力が入らず，細かな動作がしにくい．	入院前から不安定な歩き方であったと考えられる．介助があれば病棟内は歩行器で歩くことができる．リハビリの様子から，現在の歩行状況のままでは転倒の危険性は高いと考える．高齢であることと，ベッド上安静の時間が長かったことから，下肢筋力が低下していると考えられる．退院後にむけて，できるだけ安定した歩行を習慣づけることが必要である． 高血圧の既往があり，現在も内服治療中である．BPは収縮期血圧が140台となることもある．また，心疾患もあるため，現在症状の出現はないが，労作に伴う動悸や胸部不快などの症状の観察に努め，無理をしないように注意して観察していくことが必要である． 日中はベッドから一人で起き上がる際にも介助が必要であるが，夜間一人で座っていたり，ベッドの柵を外そうとするなど，身体機能的には一人で起き上がることができると考える． 移動や移乗には，見守りが必要であることは理解されておらず，ナースコールで看護師を呼ぶこともできていない．尿意や便意を感じて一人で動き出すことが多いため，尿意や便意のサインを事前に察知したり，適切なタイミングでトイレ誘導を行うなどで，それらの行動は少なくなると考える． 左不完全麻痺のため，立位時は左側にやや傾き，転倒の危険性につながる．体位が変化するときには見守りを十分行うことが必要である．また，歩行器での歩行時は左側に立ち転倒予防に努めていくことが必要である．ワーファリンカリウムを内服しており，出血傾向にあるため，転倒や転落に起因する事故が生じないように留意する必要がある． 病気の時は寝ていることで早く治ると思っているため，入院生活において活動量が低下していると考える．そのため，排泄以外ではA氏の積極的な行動はみられていない． リハビリを行うことで，身体機能が向上すると理解しており，リハビリに対して意欲的に取り組んでいる．今後はPTによるリハビリだけでなく，日常生活全体を捉え，入院前の生活リズムを視野に入れ活動を促していく必要がある．	・左上肢にはやや不自由がみられるが，仰臥位から側臥位，端座位になり，立位になることができる．また，体位の変化があっても，ふらつきや気分不快などの症状が出現することはない．また，バイタルサインも安定しており，ADLを拡大していくという方針もあり，徐々に活動量を増やしていくことは可能であると考える． →もてる力 　端座位の姿勢は安定している．両上肢の機能が十分ある． →問題 　移動や移乗時には見守りが必要であるが，それが認識されていない．上肢の使い方，起き方などの動作がスムーズでないため，一人で起き上がることができないこともある．安全に留意した移乗ができない． 　　　　　　　　　→　#3 ・入院以前は，日常生活は自立していたが，現在はベッド上で過ごす時間が多い．退院に向けて今後ADLの拡大を図ることが必要であると考える． ・円背があることも影響して，歩行器を用いて歩く際には，前傾姿勢で小刻み歩行であり，転倒の可能性が高い．記憶の保持が困難であるため，随時声をかけて安全に配慮が必要である．歩行時は，環境を整備し，移動時に自分自身で行ってしまうことなどで転倒の危険を招くため，見守りが必要となる． ・認知力の低下のため，尿意を感じると自らトイレへ行こうと動いてしまうため，ひとりで動くことがないように，離床センサーの確認と共にトイレ誘導をこまめに行う必要がある． →もてる力 　入院前は，歩行は自立していた．病棟内，歩行器を用いて見守りのもと歩行できる．PTによるリハビリでは，平行棒や歩行器を用いた歩行練習を行っている． →問題 　入院前から前傾姿勢で歩行をし

第4章　事例から学ぶ

	日常生活行動の情報	アセスメント	統　合
	O：「家に帰りたい」というが，「早く治らんと帰れん」と言い，病院で治療を受けていることを認識している． S：すぐって（退院）わけにはいかんわな．しゃきっとするまでには，まだだいぶ頑張らないと． O：ベッドの上で横になり，1日の大半を過ごしている． O：支えがなくても端座位の保持は可能である． O：ベッド上で食事を摂取する． O：4/6夜：物音がし，訪室するとベッド柵を激しく揺らすところを発見する．どうしたか尋ねると，尿意があると答えたため，車いすでトイレ誘導をするが，既に失禁があった． O：4/6夜：離床センサーを設置する． O：4/6夜：4点高柵を用い，夜間はマットをベッドサイドに敷く． O：4/5：清拭時，促すことで横を向くことや自分で拭くことができる． O：PTによるリハビリは午前と午後の計2回約30分行っており，積極的に取り組んでいる．また，バイタルの変動はない． O：PTによる平行棒や歩行器を使っての歩行練習では「やっぱ，疲れる」と言うが，実施できる． O：リハビリ以外は車いすを使用する． O：早く良くなるためには，寝ていることが大切だと思っている． S：早く帰りたいから寝ます． O：排泄やリハビリ以外は，1日の多くをベッド上で過ごしている． S：病院ではやることがないから，寝るしかない． O：そわそわして，落ち着かない様子がみられることがある．	看護師の見守りが必要であることが理解できず，柵を激しく揺らすなどの行動がみられる．離床センサーを用いることで対応していく．A氏のこのような行動の背景には，トイレへ行きたいという思いがあることが多いと予想される．適切なトイレ誘導が必要である． 日中をほとんどベッド上で過ごしており，認知症の進行の防止のためにも活動量を増やしていけるように，A氏の興味のあることを見出し生活活動の中に取り入れていくことが必要である． 清拭時，具体的に行動を説明することで，横を向いたり，自分で清拭ができる．認知症もあり，何をすればいいのか分からず，動けないということもあるため，今後も，もてる力を見つけていけるように関わる必要がある． リハビリと排泄以外はベッド上で過ごしており，入院前の1日の生活と比べると，非常に不活発な状態である．入院前の生活リズムに戻すため，退院後の生活につながるような1日の過ごし方を考える必要がある． 1日の生活の中で，A氏の関心がある活動を取り入れ，楽しい時間を過ごすことができるよう個別レクリエーションや筋力向上のためのリハビリを検討する．	ており，転倒の危険性が高い．そのため，歩行姿勢の改善を図らなければ，入院中の再転倒の可能性が高い． → ＃4 ・医師の想定しているシルバーカーを用いた歩行の状態で退院することは，入院前の状態と比べるとADLが低下するため，今まで通りの生活を再開させることは難しい．そのため，退院後，介護保険を利用することも選択肢の1つとなる．本人と家族に対して，介護保険制度への理解を深めることが必要である． →もてる力 　退院後は自宅で元のように暮らしたいと思っている． →問題 　介護保険の活用に向けて，MSWや介護支援専門員と連携を図ることが必要であるが，まだ調整は行われていない． ＜A氏と家族がどのような意向をもっているのか把握することが必要＞ ・食事摂取量にばらつきがあり，食べていても，途中でやめてしまうなど，認知機能の低下により食事をするという認識も不十分な状況である．現在は一人で壁を向きながら，食事をしているが，食堂など，食事をする環境を変えることで，他者が食べる姿を見ることができれば，食事摂取がスムーズになるのではないかと考える．今までの生活習慣の情報を得て，食事摂取を促していく必要がある． →もてる力 　食事は自己摂取できる．声をかけることにより，再度食べることがある．促すことによって水分を飲むことができる． →問題 　食べようという意欲もあり，食事動作も行えるが，認知力の低下があるため，途中で食事を止めてしまうこともある．適切な声かけ
休息	O：胸部不快回避のためにベッドは常に10度ほど頭側を上げている． O：病院では夜眠れないと感じている． S：あんまり眠れない．家が一番いいね． O：夜間は1－2回ほど排尿のために，目が覚める． O：夜中でも座位にて過ごすこともある．不眠や呼吸困難感を尋ねても「大丈夫」と言う． O：昼間は，ベッド上臥床していることが多く，うとうとしている． S：畑仕事のために，早起きをしていた．お昼からは一休みして，また仕事をしたよ．やることいっぱいあるから． S：暇だから横になる．	熟睡感は得られていない様子であり，昼間に休息をとっている． 夜間不眠で座位にて過ごしているのか，あるいは呼吸困難感により座位姿勢をとっているのか，不明な部分もあるため，循環動態に気をつけ，夜間座位にて過ごしている時は，パルスオキシメータなどを用い客観的な判断も必要となる． 入院前の生活を視野に入れ，休息と活動のバランスを考えて，活動量を増やしていく必要がある．	
食事	【入院前】 O：入院前から夕食は宅配サービス	Harris-Benedictの式によるとA氏の必要カロリーは約1,096kcalである．A氏の栄	

第1節　事例紹介

(普通食)を利用していた.
O：夫と一緒に簡単な食事を作っていた.

【現在の状況】
＜血液検査による栄養状態＞

	TP	Alb	Hb
転棟当日	6.8	4.2	9.0
4／5	6.5	4.0	9.2
4／7	6.3	4.3	9.3

・体重40.4kg，身長148.5cm
・普通食，1,450kcal，たんぱく質40ｇ，脂質25％(エネルギー比)，カルシウム500mg，塩分6ｇ，水分制限1,000ml／日

＜食事摂取量の推移＞(10：全量)

	朝	昼	夜	水分
4／5	3／9	3／2	9／2	500ml
4／6	4／3	6／8	8／7	600ml
4／7	10／4	10／10	1／9	400ml

S：ここのご飯は何を食べても味がしない．美味しくないね．味が薄すぎる．
O：端座位になり，壁に向かい食事をとる．
O：左手で箸やスプーンを用いて食事をするが，摂取できる量にはばらつきがある．
O：箸を用いる時，少量の食べこぼしがある．
O：スプーンで食べる時には1回に口に運ぶ量が多い．
O：突然，スプーンを使って速く食べることがある．
O：食事に対して興味はあるが，促さないと箸ももたず，そのまま眺めている．促すことで食べ始める．また，食事の途中で食べることをやめてしまうこともある．
O：残歯があり，上下部分義歯を装着して食事をする．義歯の装着は自分でできるが，装着することを忘れて食べ始めることもある．
S：喉が乾かないから，お茶はあんまり欲しくない．できるだけ飲まない方が病気が良くなる．
O：食事時以外はお茶を飲む様子は見られない．
S：水やお茶は飲まない方がいいと言われている．早く治る為にも飲まない方がいい．
O：食後の口腔内の食物残渣が多い．

排泄
【入院前】
O：排泄はほぼ自立していた．
O：時々夜間に尿失禁があり，リハビリパンツを履いていた．

【現在の状況】
O：僧帽弁閉鎖不全症，僧帽弁狭窄症
O：入院の原因となった心不全は改善

養状態はTP・Albも正常範囲，BMIは18.32と正常範囲である．食事摂取量は，その時によってばらつきがあり，食事に対する興味も一定ではないが，1日の中で考えれば約6～7割は摂取できている．今後も食事摂取状況を観察していくことが必要である．

Hbは，成人女性の正常値が12－16であることから低値ではある．口唇色もやや不良であり，末梢冷感も軽度ある．加齢に伴い造血機能が低下することや消化器系の機能低下などにより高齢者は鉄欠乏性貧血になりやすい．貧血は心不全の悪化の要因ともなるため，今後も自覚症状と検査データを把握することが必要である．

左利きであるが，左手は不完全麻痺があり，細かな動作ができない．そのため，食事の摂食動作に支障が生じていると考える．また，途中で食事を止めてしまうこともあり，食べるという認識面に対して援助が必要である．

嚥下に関しても，既往歴に脳梗塞があることと，口腔ケアの際の含嗽では食物残渣が多く，咀嚼嚥下の状態に課題がある可能性もあると考えられる．そのため，咀嚼や嚥下に注意して観察する必要がある．

宅配弁当は普通食をとっていた．A氏が自宅での塩分制限を指導し実施していくことは難しいと考えられるが，塩分制限のある宅配弁当に変えるなど，夫や長女には塩分制限の必要性を説明していく必要がある．

水分を制限しようとする意向と，口渇を感じておらず，食事以外は水分を摂取していない状況にある．加齢に伴い細胞内液の減少，水・電解質代謝に関わる身体機能の低下，渇中枢の低下などで，容易に脱水になりやすい．そのため医師の指示の1,000mlという制限の中で水分摂取を促し，脱水の予防に努める必要がある．それを達成する前段階として，計画的に水分を摂取できる機会を設けることが必要である．

腎機能は，成人女性の正常値がBUN 5－23，Cr0.4－0.8，尿酸3.0－5.5と比べ高値であり，夜間も1－2回排尿があり，僧帽弁閉鎖不全症や狭窄症などに由来する心機能の低下や加齢による腎機能低下が影響していると考えられる．夜間の排尿量の増加は心機能の悪化のサインとなるため，循環動

がないと食事摂取量が不十分となる．食物残渣が多く，咀嚼嚥下の状態に課題がある可能性がある．
　　　　　　　　　→ ＃6

・脳梗塞の後遺症などの原因により，咀嚼・嚥下機能の低下がある．スプーンで食べる時には1回に口に運ぶ量が多く，食べるスピードが速くなるときもある．そのため，食塊形成が不十分となり，嚥下機能の低下も相まって口腔内残渣が生じている．

→もてる力
　促せば歯ブラシを用いて自分で磨き，含嗽ができる．
→問題
　脳梗塞の後遺症による左不完全麻痺があり，口腔内残渣が多いため誤嚥の可能性がある．
　　　　　　　　　→ ＃7

・入院前から便秘があることと，入院という環境の変化によっても便秘になりやすいと考える．入院前は畑仕事など活動量も多かったが，入院後は活動量の低下があるため，活動量を増やすことで腸蠕動を促す効果もあると考える．日中トイレへ行くことや歩行器による歩行練習をすすめることなどによって，運動量増加が期待できる．また，水分・食事摂取を促すことや腹部マッサージを行うことによっても腸蠕動を促す効果が期待できる．現在は飲水量が少ないが医師の許可の範囲の中，増量させることも可能であると考える．

・利尿剤など内服薬には副作用として便秘や腹部膨満感があるため，便秘の原因のひとつとして考えられる．

→もてる力
　便意がある．促すことで水分を摂取できる．支えがなくてもトイレでの座位保持は可能である．
→問題
　下剤を用いているが，今後も便秘となる可能性が高く，自ら腹部症状を他者に知らせることは困難である．

これらの問題は，＃4・5・6を実施することで解決できると考える．

149

第 4 章　事例から学ぶ

日常生活行動の情報	アセスメント	統　合
したが，ニューヨーク心臓協会の心機能分類はⅡである． O：ラシックス（利尿剤），カプトリル（ACE阻害薬，降圧薬）にて内服治療中である． O：入院時は下肢に浮腫があったが，地域包括ケア病棟転棟時は，浮腫はない． ＜血液検査による腎機能＞ | | BUN | Cr | 尿酸 | |---|---|---|---| | 4／4 | 30 | 1.6 | 5.1 | | 4／5 | 28 | 1.5 | 5.3 | | 4／7 | 25 | 1.5 | 5.2 | O：排尿は1日6〜7回（夜間は1〜2回） O：尿意や便意は感じているが，それをナースコールなどで他者へ知らせることは難しく，柵を激しく揺らしてトイレへ行こうとする行動がみられる．排泄はトイレで行うと認識している． O：看護師の促しにより，車いすを用いて，介助にてトイレで排泄を行う． O：ズボンのまま便座に座ることもあり，排泄行動には見守りが必要． O：促すことにより，排泄後自分でトイレットペーパーを用いて後始末ができる． O：尿意を確認し，トイレ誘導を行うが，トイレに着くとオムツ内に失禁していた． O：トイレ誘導時，ズボンを下げ，紙オムツのテープを外している間に放尿がある． O：トイレで，排泄が終わるとすぐに立ち上がり，自分でズボンを上げようとする． S：下の世話までさせてしまって，申し訳ない．汚いことさせてごめんね． O：トイレ使用後は，促せば手を自分で洗うことができる． O：下着はテープ型の紙オムツとパッド2枚を使用している． O：3日間便がなかったため，前夜にセンノサイド錠を用いた反応便は4/6にあった．木の実のようなコロコロした固い塊の便が排出され，その後しばらくしてから腹部の強い痛みとともに，境界がほぐれて，ふわふわと柔らかいお粥のような便があった．排便後腹部不快消失する． O：腸蠕動は良好である． O：オムツかぶれには軟膏が処方されている． O：汚れたパッドやオムツを自己で脱ぎ，足元に固めてあることもある．	態とともに今後も排尿状態と検査データを把握していくことが必要である． 尿意や便意はあるものの，それを看護師に伝えるということが理解されていない．尿意を確認しトイレ誘導を行っても，トイレまで間にあわず，オムツ内で失禁してしまったり，ズボンを下げている途中で失禁してしまうことが多々ある．そのため，A氏の排泄状況を把握し，トイレ誘導を行う必要がある．A氏は排泄ケアを受けることに羞恥心や情けないという気持ちを抱いている．そのため，時間的な間隔も考慮しながら，頻繁にトイレを促すのではなく，リハビリや食事の前後で，車いすに座っているときなど活動の機会を活かし，トイレを促していくように関わる必要がある． 陰部が尿や便で汚染されている状態が長く続くと，オムツかぶれの悪化を招く．できるだけ尿便失禁の回避ができるよう，日中はトイレ誘導を行いトイレでの排泄ができるよう関わっていくことが必要である． 尿意の確認後，素早くトイレ誘導を行うことや，紙オムツからリハビリパンツへ変えることで，機能性尿失禁を回避できる可能性がある．また，今後在宅での生活を視野に入れると，トイレでの着脱のしやすいリハビリパンツを使用することが望ましいと考える． 入院前から便秘があり，入院後は排便があるように下剤にてコントロールをしている．日頃から水分量が少ないことも便秘の要因の一つであると考えられる．腸蠕動音は良好であるが，水分摂取を促すことや腹部マッサージを行うなど，腸蠕動運動を促進させる援助が必要である． 認知機能の低下により，汚れたオムツやパッドを自分で外し，それを足元に固めておくこともある．これはA氏が不快であるという意思の表れでもあるため，不快な状態にならないよう，排泄後はすみやかに清潔を保つ必要がある．	・A氏は心不全が軽快しているが，1日1,000mℓ以内という水分制限がある．A氏は水を摂取しない方が，早くよくなると認識していることもあり，水分を控えている．現在水分摂取量は1日500mℓ前後であり，1日の水分量摂取量が少なく，便秘傾向でもある．必要な水分量が確保できないと，今後脱水になる危険性もある． →もてる力 　食事を食べ，お茶を飲むことができる．食事摂取時はお茶を飲むことができる．水分制限があることが理解できている． →問題 　高齢であるため，体内の水分量は少なく，水分摂取量が少ないと，脱水・熱中症の危険性が生じる． 　　　　　　　　　　→ #5 ・尿意があるため，排尿のタイミングを把握することで，機能性尿失禁を回避できると考える．尿意を確認したら，速やかにトイレ誘導を行い，便座に座るまでは介助をすばやく行うことで，陰部を清潔に保つことができると考える． →もてる力 　尿意がある．声かけによって尿意があることを伝えられる．介助があれば車いすでトイレに行くことができる． →問題 　A氏から尿意を訴えることはほとんどなく，認知機能の低下と身体機能の低下及び左不完全麻痺があることから機能性尿失禁がある． 　　　　　　　　　　→ #1 ・現在トイレにて排泄が可能であるが，オムツかぶれがあるため陰部洗浄を看護師が実施している．できるだけ失禁の機会を減らし，陰部を清潔に保つことが必要である．

第1節　事例紹介

身じたく	<皮膚の状態> O：皮膚はやや乾燥傾向がある． O：末梢冷感がある． O：陰部に広範囲に発赤があり，引っ掻き傷が複数みられる（オムツかぶれ）．痒みあり． <清拭> O：清拭は仰臥位で毎日行う． O：清拭時，促すことで横を向くことができる． O：清拭用タオルを渡し，拭けるところは拭いてくださいねと声をかけると顔，首回り，両上肢を自分自身で拭ける．看護師が脇の方も拭いてくださいねと声をかけると，両脇も拭くことができる．左上肢の動きはぎこちなさがあるがなんとか拭くことができている． O：清拭時は上半身を2枚の蒸しタオル，下半身を2枚の蒸しタオルで拭く． <陰部洗浄> O：陰部洗浄の石鹸はあらかじめ泡立っているものを使用し，陰部洗浄は介助にて看護師が毎日行う．陰部洗浄後は，軟膏の塗布を行う． S：こんなところ（陰部）までお世話になって，ごめんね． <口腔ケア> O：食後，歯ブラシを渡しても，そのまま置いてしまい，何をすればいいのか分からない状況となることもある． O：口腔ケアはベッド上で，声かけをすることで歯ブラシを用いて自分で磨く． O：義歯はA氏自身で外すことができる．上下義歯は介助で洗う．義歯をはめるときには上と下が分からなくなる． O：細かな説明を分かりやすくすると自分で上下の義歯をはめることができる． O：含嗽にて食物残渣が多い． <更衣> O：衣服は右側から脱ぎ，左側から着る． O：清拭時の更衣は全面的に看護師が実施する． O：更衣動作に協力が得られる時と得られない時がある． O：ズボンを履くときは，指示すると足をあげて通したり，臀部をあげることができる． O：トイレでは，自分でズボンやリハビリパンツの着脱ができる． O：汚れたオムツなどを自分で脱ぐことがある．	皮膚の乾燥傾向があるが，加齢に伴う現象である可能性が高いと考える．観察を行い，必要に応じて保湿剤等の使用を検討することが必要である． 心機能が低下しているため，組織への血液運搬能力も不十分であることから，末梢の冷感がみられていると考える．冷感のみならず，末梢循環不全であるチアノーゼやしびれ感等も継続的に観察することが必要である． ベッド上で清潔ケアを実施しているが，声をかけることで，清拭は手が届く範囲を自分で拭くことができる．できるところは継続できるよう支援を行うことが必要である．細かい動作を具体的に伝えることで，A氏自身でできることが増えるのではないかと考える． 陰部はオムツかぶれもあり，痒みも伴っている．清潔の保持と陰部の観察のためにも，オムツかぶれが治癒するまで，今後も1日1回は陰部洗浄をベッド上で行うことが必要である．また，陰部洗浄後は，軟膏の塗布を行うことが必要である． 口腔ケアが適切に実施できないと，口腔内の乾燥や舌苔の付着などにより，味が感じにくくなり，食欲の低下にもつながる．また，A氏には残歯があるため，できるだけ今の状態を維持することが必要である．活動を促すためにも，口腔ケアは洗面所で行うようにする．洗面所であれば，鏡を見ながら磨き残しも分かり，義歯の洗浄もA氏自身で実施できると考える．また，洗面所で行うことにより，何をすればいいのか認識しやすくなると考える． 上肢の関節可動域に制限はなく，左手に力が入らないこともあるが，トイレではズボンとリハビリパンツを脱ぐことができている．そのため，着脱がしやすい座位で行えば，更衣ができるようになるのではないかと考える． A氏にとって分かりやすく伝えることで更衣に関しても協力動作が増えると考える．	・A氏も夫も，在宅での生活を望んでいるため，退院に向けて家族の介護力を加味しながらADLの拡大をめざしていくことが必要となる．できるだけA氏自身でできることを増やしていくための関わりが重要となる． →もてる力 　清拭時，看護師が促すことで，手が届く範囲で，自分自身で拭くことができる． →問題 　日中うとうとと寝てしまうことが多く，生活が不活発な状態である．オムツかぶれがあり，失禁・失便により新たな皮膚障害を生じる可能性がある． 　　　　　　　　　→ ＃2 ・認知機能やコミュニケーションに問題があるため，非言語的コミュニケーションを活用し，良好なコミュニケーションを図り，情報を得るよう心がけることが必要である．また，意思疎通を図るための方法を，関わりを通して今後も得ていく必要がある． →もてる力 　看護師が話しかけることで，答えることができる．ジェスチャーや実際の物品を提示することで伝えたい内容が理解できる． →問題 　短期記憶の保持が難しいため，その都度声をかけていくことが必要である．日中何もすることがなく過ごしており，排泄やリハビリ以外は1日の多くはベッド上で過ごしている． 　　　　　　　　　→ ＃6 この問題の中のコミュニケーションに関わる内容は，すべての看護計画に関係がある．

第 4 章　事例から学ぶ

	日常生活行動の情報	アセスメント	統　合
コミュニケーション	O：アルツハイマー型認知症であり，中程度の認知症．日常会話は成立し，こちらの意向を工夫して伝えることで（短い文，分かりやすい表現），意思疎通ができる． O：看護師が話しかけると答えるが，自分から話しかけることはない． O：右の耳の方から大きめの声でゆっくりと話しかけないと聞こえない． O：ナースコールを用いて看護師を呼ぶことはその場では理解ができても，それを保持し，実践することはない． O：「歯を磨きましょう」という言葉で理解できないこともあるため，ジェスチャーで伝えると頷き，理解を示す． S：家に帰りたいな．犬も待っとる．でもすぐってわけにはいかんな． O：帰宅願望を示すことが多い． O：荷物をまとめ帰ろうとする．	短期記憶の保持が難しいが，記憶を一時的にプールすることはでき，意思疎通には支障がない．記憶の保持は困難であり，その時々に声をかけていくことが必要である．言葉では伝わりにくいことも，ジェスチャーや実際の物品を提示することで伝わりやすくなるため非言語的コミュニケーションを活用する必要がある． 右の耳の方から大きめの声でゆっくりと話しかけないと聞こえないため，A氏に伝わったかどうか確認しながら話をする必要がある． 排泄のことなど，行動を通して，A氏は自分の意思を伝えているため，十分な観察と声かけを行い，A氏の意向を把握していく必要がある． 1日の中で何度も，自宅へ帰りたいという趣旨の内容を話しており，その都度その気持ちを受け止めることが必要である．	

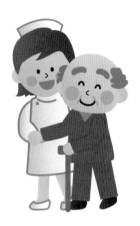

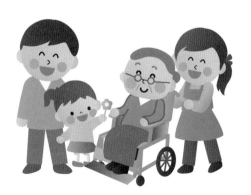

5. ケアプラン

退院までの目標	
在宅での生活を視野に入れ，日中はトイレで排泄できるなど，生活全体の中で安全に留意しながらADLの拡大を図り，生活リズムを整える	
短期目標	**具体的ケア計画**
#1 誘導することで，日中はトイレで排泄ができる	＜OP＞ ① 1日の排尿時間と回数 ② 前回の排尿時間 ③ 尿・便失禁の状況（尿意・便意の有無） ④ 血液データ（BUN，Crなど） ⑤ バイタルサイン（KT，P，R，BP，SpO_2） ⑥ 全身状態（胸部不快感，動悸，呼吸状態，顔色良好，ふらつき，めまい，口唇色，末梢冷感，息切れなど）トイレ誘導前・中・後 ⑦ 水分・食事摂取量 ⑧ 陰部の状態（発赤，痒み，びらん，擦過傷など） ⑨ 自宅での排泄状況 ＜TP＞ ① 日中は原則，2時間おきに車いすにてトイレ誘導を行う（9：30，11：30，13：30，15：30，17：30）． ② リハビリや食堂への移動の際に尿意の有無を聞き，尿意があればトイレ誘導を行う． ③ 水分・食事摂取量の状況に合わせて誘導回数を調整する． ④ 本人から尿意を訴えた場合は，迅速にトイレ誘導を行う． ⑤ 排泄に関わる動作では，転倒に注意し，左側から介助する． ⑥ A氏が動き出す気配を察知して，その前に具体的な声をかける（「ここの手摺を持ってください」「そのまま立っていてください」）． ⑦ トイレでは，A氏に待たせる時間を少なく手早く準備をし，介助する． ⑧ トイレに間に合わなかった場合でも自尊心が損なわれないよう，手早く新しいリハビリパンツへかえる． ⑨ 日中は紙オムツからリハビリパンツへかえる． ⑩ トイレ使用後，A氏に声をかけ手洗いをしてもらう． ＜EP＞ ① 尿意があれば，いつでも教えて欲しいことを話す． ② トイレで排泄できたことを共に喜ぶ．
#2 清潔を保つことで，陰部のオムツかぶれが軽減する	＜OP＞ ① 陰部の皮膚の観察（発赤の有無，乾燥，掻痒感，汚れなど） ② パッドやリハビリパンツのあて方 ③ 陰部洗浄に対する思いと自宅でのケアの状況 ④ 薬物の内服状況（利尿剤・緩下剤など） ＜TP＞ ① 尿・便失禁があった場合は，直ちに陰部洗浄を行う． ② 陰部洗浄は仰臥位にてベッドの頭部は少し上げたまま毎日行う． ③ 陰部洗浄の際には石鹸成分が皮膚に残らないよう留意する． ④ 陰部のオムツかぶれの経過を見て，軟膏塗布の判断を行う．

	<EP> ① リハビリパンツが濡れた感じがあったらすぐに知らせて欲しいことを話す． ② 陰部の掻痒感や違和感などがあれば看護師に伝えるよう話す．	
#3 誘導することで，車いすへ安全に移乗ができる	<OP> ① 覚醒状態と睡眠状態 ② 動くことに対する本人の意向（言動や表情から） ③ A氏の起き上がりの方法の確認 ④ A氏の車いすへの移乗方法の確認 ⑤ ベッドの高さ（移動時は40cm） ⑥ 靴がしっかり履いているか ⑦ 4点高柵の設置状況 ⑧ 病室やトイレなどの環境 ⑨ 声かけに対する反応 ⑩ 移乗の仕方（起き上がり方，いざり方，立ち上がり方，車いすへの移乗など） ⑪ 車いすの選択と点検 ⑫ 障害物など危険回避の状況 ⑬ 活動時の呼吸の乱れや表情 ⑭ 上肢と下肢の可動域や運動機能 <TP> ① バイタルサインに異常がないかどうか確認する． ② ゆっくりと話しかけ，伝わったかどうか確認をする． ③ 仰臥位から柵を用いて側臥位になる． ④ 側臥位から端座位になるときは，力を入れる場所を手で触れながら具体的に動きを伝える． ⑤ 端座位時は足底が床にぴったりと着くようにし，一呼吸おいてから次の動きを行う． ⑥ 端座位の姿勢で靴を履く． ⑦ 立ち上がる前に，2～3回足踏みを行う． ⑧ 離床センサーのスイッチをオフにする． ⑨ 端座位から立ち上がる時は，床頭台（可動）ではなく，介助バーを持ち，体を押し上げるように立ち上がる． ⑩ 立位時などは転倒予防として，左側から見守る． ⑪ 車いすへの移乗時には，フットレストの上げ下げを忘れないよう声をかける． ⑫ 焦らせないように，一つひとつの動作はA氏のペースに合わせる． ⑬ 日中の4点柵の撤去が可能かどうか検討する． ⑭ A氏の意向を踏まえつつ，できるだけ端座位の姿勢で毎日清拭を行う．ただし，座位の安定を優先させる． ⑮ 上着の更衣はできるだけA氏自身にしてもらい，右手から脱ぎ，左手から着るよう，細かな動作一つひとつに声をかける． ⑯ 清拭時はタオルを渡し，手が届く範囲を拭くよう声をかける． ⑰ 足浴は，週に3回，病室で車いすに座り実施する． ⑱ 洗髪は，車いすを用い，週に2回洗髪台にて実施する． <EP> ① その都度，起き上がり方，立ち上がり方を話す． ② その都度，靴は滑りにくいものがよいことを話す（スリッパではなく靴がよ	

第1節　事例紹介

	いことを話す）．
#4 歩行器を用いて，姿勢を正して，ゆっくりとした速度で，バランスを崩さないように歩ける	＜OP＞ ① 歩行器の選択と点検 ② 歩行姿勢や目線 ③ 歩行時の足運びと速度 ④ 障害物など危険回避の状況 ⑤ 活動時の呼吸の乱れや表情 ⑥ 自宅での動線とその距離 ＜TP＞ ① 歩行器での歩行時は，適時，前傾姿勢にならないように，ゆっくりとした速度で，バランスを崩さないように「1・2」とリズムがとれるように声をかける． ② 上着はMサイズとし，ズボンは裾が短いSサイズとする（あるいは裾を折り曲げる）． ③ すり足にならないように，つま先が上がっていない時は，看護師が見本を見せ，つま先をしっかりと上げて歩くように話す． ④ 左側に傾きやすいので歩行時の介助は左側から行う． ⑤ 看護師が行うベッド上のリハビリを1日1回午前中に行う． 　＜足関節内反と外反，足全体の上下運動，膝関節の伸展，足の屈曲と伸展を左右各20回＞ ＜EP＞ ① その都度，歩き方について話す． ② 歩行やリハビリが終わった時に，その日できたことを一緒に振り返り，離床やリハビリに対する自信をもってもらえるよう話す． ③ その都度，ズボンの裾が長いものを避けるよう話す．
#5 1日の中で計画的に水分を摂取できる	＜OP＞ ① 1日の水分摂取量と尿回数 ② 排便状態（回数と性状，排便困難感） ③ 尿の状態（回数） ④ 飲み物の嗜好 ＜TP＞ ① 3回の食事の際には約200mLを飲む（計600mL）． ② 清潔ケアの後には水分摂取をすすめる． ③ リハビリ後には水分摂取をすすめる． ④ 病室から出ていく時と，戻った時に水分摂取をすすめる． ⑤ 必要に応じて，お茶以外の飲み物を用意する． ⑥ 下剤服用時は水分をコップ1～2杯ほど飲むよう促す． ＜EP＞ ① 1日1,000mLの水分制限の中での水分摂取の必要性を話す． ② 下剤を内服する場合は，水分を多く摂取しないと，便が硬いまま排泄され，それが排便困難感を招くことを話す． ③ 水分を摂取できたことをねぎらう．
#6 食堂で椅子に座って，食事を	＜OP＞ ① 精神状態（ソワソワしていないかなど） ② 食欲，飲食の速さ，食事摂取量，栄養状態

自己摂取できる	③　A氏の嗜好 ④　飲食時の姿勢（飲み込む時に上を向くなど） ⑤　A氏の摂食・嚥下状態と食事動作（箸やスプーンの使い方） ⑥　座位の姿勢 ⑦　食堂の環境 ⑧　食事中注意散漫を招くものや人など ⑨　食堂にいる他者の様子 ＜TP＞ ①　食事に関心をもってもらえるよう食事前には食事の献立の話をする． ②　食事の前にトイレを済ませ，その後車いすで食堂まで行く． ③　食堂の椅子に座り，足関節，膝関節，股関節ともに90℃となるような座位姿勢とする（車いすで食事を摂取する場合は，フットレストから足を外し，足底を床につける）． ④　配膳し，エプロンをつけ，スプーンと箸を用意する． ⑤　食事の前にはお茶を飲むことを促し，口腔内を湿らせる． ⑥　食事の運び方（1回の食事量，食べこぼし，咀嚼の様子）を観察し，必要に応じて声をかける． ⑦　食事中は見守りを行い，A氏の食事を食べる手が止まったら，食事を食べるように促す． ⑧　A氏が食事に集中できるように，様子をみながら食事に関する話題を話す． ＜EP＞ ①　食事が摂取できたことに対し，ねぎらいの言葉をかける．	
#7 毎食後口腔ケアをすることができる	＜OP＞ ①　口腔内の状態（歯，舌，歯肉など） ②　嚥下後の口腔内の残渣 ③　義歯の状況 ④　食後の疲労感 ⑤　腹部症状 ＜TP＞ ①　食後のA氏の疲労や腹部症状などを観察し，問題がないときは車いすで洗面所へ行く． ②　鏡を見ながら，A氏に義歯を外し，歯磨きをしてもらう． ③　歯磨きが不十分である場合は声かけし，必要に応じて介助する． ④　含嗽は食物残渣がなくなるまで繰り返し行う． ⑤　義歯の装着の際には，上下が分かりやすいよう手渡し，具体的な動作ができるように声をかける． ＜EP＞ ①　口腔ケアができたことに対し，ねぎらいの言葉をかける．	
#8 楽しみながら塗り絵や折り紙などの活動の機会をもてる	＜OP＞ ①　落ち着かない行動（ベッドの上においてあるものを集め，荷物をまとめて帰ろうとする行動など） ②　日中の過ごし方 ③　他者との関わり ④　家族との関わり ⑤　A氏が興味関心をもつこと	

⑥ 手指の動き

< TP >
① 関わる時にはA氏に分かりやすく話をし，無理強いしない．
① A氏の帰りたいという気持ちを受け止める．
② A氏の好きな動物の塗り絵や折り紙を食堂で行う．
③ 車いすによる散歩を提案し気分転換を図る．
④ コミュニケーションの機会を多くもつ．
⑤ 洗面所で鏡を見ながら櫛で髪を整えてもらうなど，一緒に身だしなみを整える機会を設ける．

< EP >
① A氏と一緒に楽しむという気持ちをもって関わり，嬉しい気持ちをA氏に言葉や態度で伝える．
② 作成した塗り絵や折り紙をベッドサイドに飾り，ねぎらいの言葉をかける．

第4章　事例から学ぶ

第2節　シームレスケアの実践

1．転棟時の初期アセスメントの実際（第1段階）

1）A氏のスクリーニング

　転棟時，A氏のスクリーニングを行うと以下のようになる。退院時予測される医療処置はないが，今後も内服治療は必要になる。高齢者本人も家族も自宅での生活を希望しているが，子ども達はそれぞれの家庭や仕事もあり，介護を直接的に行うことは難しい現状であり，長女は排泄に関する不安があることを示している。A氏は介助があればトイレで排泄ができるため，そのもてる力を活かしていくことが，介護負担の軽減にもなる。

表4－1　A氏のスクリーニング

氏名　　　A氏	男　⼥	86歳	介護度	要支援・要介護（　）・無
入院（転棟）となった日 　　○年　4月　5日	治療計画 利尿剤を中心に心不全の治療を行い改善できれば，ADLの向上のために地域包括ケア病棟でリハビリを行い退院予定。リハビリのゴールはシルバーカーを用いた歩行である。			
入院となった主疾患： 僧房弁閉鎖不全症，僧房弁狭窄症による心不全				
既往歴： 60歳：高血圧 68歳：脳梗塞（左半身にやや麻痺がある），僧房弁閉鎖不全症，僧房弁狭窄症 70歳：心不全 84歳：アルツハイマー型認知症				
退院時予測される医療処置： 1．自己注射（インスリン注射など）　　2．透析（血液透析や腹膜還流など） 3．中心静脈栄養　　　　　　　　　　4．自己導尿や膀胱留置 5．酸素吸入療法や人工呼吸器療法　　　6．経管栄養（胃ろうや腸ろうなど） 7．気管切開の処置　　　　　　　　　　8．痰吸引 9．ストーマ（人工肛門や人工膀胱など）10．褥瘡などの処置 11．その他（　　　　　　　　　　　　　　　　　　　　　　　　　　）				
本人の退院先に対する思い： 　自宅・他の病院・療養型病床・介護老人保健施設・介護医療院・特別養護老人ホーム・有料老人ホーム 　その他（　　　　　　　　）				
家族の退院先に対する思い： 　自宅・他の病院・療養型病床・介護老人保健施設・特別養護老人ホーム・有料老人ホーム 　その他（　　　　　　　　）				
入院前の住まい 　自宅・他の病院・療養型病床・介護老人保健施設・特別養護老人ホーム・有料老人ホーム 　その他（　　　　　　　　）				

第2節 シームレスケアの実践

家族構成： 　独居・☐高齢者世帯☐・3世代世帯 　その他（　　　　　　　　　）	家族の介護力 　良好・まあまあ良好・普通・☐やや不良☐・不良 　夫も高齢であり，2人の子どもも介護を行うことは難しい状況

認知機能　　☐診断有☐　　　　診断無
認知症高齢者の日常生活自立度判定基準：Ⅰ・Ⅱa・Ⅱb・Ⅲa・Ⅲb・☐Ⅳ☐・M
HDS-R（改訂長谷川式簡易知能評価スケール）：　　10点
BPSD（Behavioral and Psychological Symptoms of Dementia）に関すること：
認知機能の低下により，汚れたオムツやパッドを自分で外し，それを足元に固めてあることもある（不潔行為）。
短期記憶の保持が難しいが，記憶を一時的にプールすることはでき，意思疎通には支障がない。記憶の保持は困難である。

ADL と IADL
日常生活自立度（寝たきり度）：　J1・J2・A1・A2・B1・☐B2☐・C1・C2
ADL-20の評価項目と判定基準

1	基本的ADL――起居移動（BADLm）	①（ベッド上）寝返り	3
		②床からの立ち上がり・腰下ろし	3
		③室内歩行（10mを目安とする）	3
		④階段昇降（1階分を目安とする）	2
		⑤戸外歩行	1
2	基本的ADL――身のまわり動作（BADLs）	⑥食事	3
		⑦更衣	3
		⑧トイレ	1
		⑨入浴	1
		⑩整容	1
		⑪口腔衛生	1
3	手段的ADL（IADL）	⑫食事の準備	0
		⑬熱源の取り扱い	0
		⑭財産管理	0
		⑮電話	1
		⑯自分の薬の管理	1
		⑰買い物	1
		⑱外出	1
4	コミュニケーションADL（CADL）	⑲意思の伝達	3
		⑳情報の理解	2

注釈：日常生活動作・活動に関する判断基準
1）実用的時間内にできるか，できないかの判定を原則とする
2）本人，同居家族あるいは介護者より面接聴取し，内容的には日常観察に基づき判定し，直接テストを施行しなくとも良い
3）ADL能力判定基準の原則
　　3：完全自立，補助具不要
　　2：補助具（杖，手すり，自助具）を利用して自立，監視不要
　　1：他者の監視下，または部分的介助を必要とする
　　0：他者の全面介助による

特記事項
夫は，これまで通り2人で暮らしたいと思っている。A氏も退院後は自宅で元のように暮らしたいと思っている。介護認定調査を終了し，現在介護認定申請中である。退院後は介護サービスを利用する予定であるが，家屋の構造などは不明であり，具体的なサービスは調整をしていない。また，介護保険制度に対する理解は不明である。長女は，母親がトイレへ行けなくなっており，父も高齢であるため，自宅で生活できるのか不安に思っている。

第4章　事例から学ぶ

2）入院前・現在・退院後の時間軸をもった情報収集

　A氏の情報を得る際に，入院前の生活状況を知ることが重要であり，入院中のADLなどの状況を鑑みながら，退院後に想定できる生活状況を導き出すことが重要である。A氏も同居している夫も，退院後は自宅での生活を望んでいるが，長女は排泄に対する不安をもっている。立場が変わることによって，思いも不安も異なるため，高齢者を中心として主介護者やキーパーソンなどから幅広く情報を得るように努める。

3）退院支援

　入院している病棟はユニバーサルデザインになっており，段差もなく，広いスペースで移動しやすいが，それぞれの居宅では異なる家屋の構造がある。そのため，それぞれの居宅の情報を得ながら，実際に退院時の生活機能を想定していくことが必要である。高齢者や家族からの情報収集で不十分な場合も多く，理学療法士や退院調整看護師などが実際に自宅へ赴いて情報を得ることも多い。高齢者や家族が自宅での生活を望んでいても，家屋の構造によっては，その場所へ転帰することによって，著しく生活機能を低下させてしまうことに繋がることもある。そのためにも，できるだけ早い段階で家屋の構造に対する情報収集が必要になる。以下は，A氏の自宅の見取り図である。外出する際，廊下から玄関までは30cmほどの段差があり，ここには手すりを設置すると良いだろう。また，各部屋と廊下の段差があり，ここには設置型のスロープを利用すると良いなどの，具体的な福祉用具や住宅改修を提案できる情報となる。

図4−1　A氏の自宅の見取り図

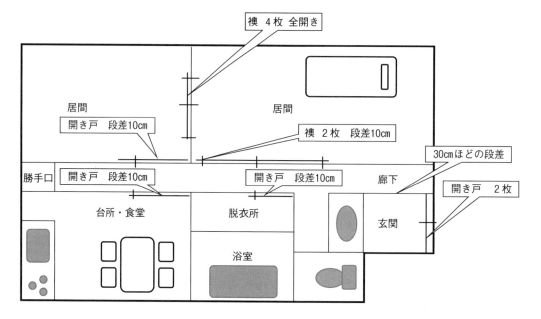

第2節　シームレスケアの実践

2．退院に関わる課題の明確化と目標の共有化の実際（第2段階）

　自宅での様子の情報を得ながら，実現可能なレベルでA氏の生活機能の向上をめざし，入院中から退院へ向けて生活リハビリを強化していき，在宅生活への円滑な移行を行うという退院の方向性が定まったため，退院計画を立案すると，表4-2となった。

表4-2　A氏の退院支援計画

氏名	A氏		男・**女**	86歳	介護者	**有**（　夫88歳　）・無

入院となった主疾患と療養に影響を及ぼす既往歴：
僧房弁閉鎖不全症，僧房弁狭窄症による心不全，アルツハイマー型認知症

退院による問題点や課題
□退院先（高齢者と家族の意見の相違・理由　　　　　　　　　　　　　　　　）
■介護のこと　　□病状の不安　　□医療処置　　□経済面　　□家族
□その他（　　　　　　　　　　　　　　　　　　　　　　　　　　　　　　　）

高齢者が希望する退院先
■自宅（　　　　　　　　　　　　　　　　　　　　　　　　　　　　　　　　）
□転院（　　　　　　　　　　　　　）□特別養護老人ホーム　□介護老人保健施設
□有料老人ホーム　□グループホーム　□ショートステイ（生活・療養）
□その他（　　　　　　　　　　　　　　　　　　　　　　　　　　　　　　　）

家族が希望する退院先
■自宅（　　　　　　　　　　　　　　　　　　　　　　　　　　　　　　　　）
□転院（　　　　　　　　　　　　　）□特別養護老人ホーム　□介護老人保健施設
□有料老人ホーム　□グループホーム　□ショートステイ（生活・療養）
□その他（　　　　　　　　　　　　　　　　　　　　　　　　　　　　　　　）

医療の状況

	入院前の状況	現在の状況	退院後に目指す状況
内服管理	□本人　■家族　□他	□本人　□家族　■他	受診は長女または介護タクシーを用いて夫と通う
食事療法	□本人　■家族　□他	□本人　□家族　■他	内服は夫・訪問介護・デイサービス職員が援助
経管栄養	□本人　□家族　□他	□本人　□家族　□他	塩分制限がある治療食とする（デイサービスと配食）
痰吸引	□本人　□家族　□他	□本人　□家族　□他	
その他（　　）	□本人　□家族　□他	□本人　□家族　□他	

生活状況

	入院前の状況	現在の状況	退院後に目指す状況
認知 意思の伝達	■問題なし □やや困難　□困難	□問題なし ■やや困難　□困難	見守りや声かけによって，A氏が穏やかに生活できるように，夫だけでなく，他の社会資源も活用していく
情報の理解	□問題なし ■やや困難　□困難	□問題なし ■やや困難　□困難	A氏に理解しやすい言葉や言い方を多職種間で共有する
精神状態	□幻聴・幻覚 □妄想 ■昼夜逆転	□幻聴・幻覚 □妄想 □昼夜逆転	
BPSD	□易怒・興奮 □拒薬・拒食・拒否 □暴力（行動的攻撃） ■不潔行為	□易怒・興奮 □拒薬・拒食・拒否 □暴力（行動的攻撃） □不潔行為	日中の活動量を入院中から増やし，夜間の良眠につなげられるように，生活リズムを整える

その他			
食事 買い物・調理	□可能　□不可 ■介助（　　　　　）	□可能　■不可 □介助（　　　　　）	他者と一緒であれば，買い物や調理もできるため，今後も家族や訪問介護を利用して，家事ができるように，A氏ができることを入院中から増やしていく
配膳・下膳・片付け	□可能　□不可 ■介助（　　　　　）	□可能　■不可 □介助（　　　　　）	
食事摂取	■自立　□見守り □一部介助　□全介助	□自立　■見守り □一部介助　□全介助	
排泄 排泄場所	■トイレ □ポータブルトイレ □ベッド上	■トイレ □ポータブルトイレ □ベッド上	機能的尿失禁があるが，排泄行為は声かけにより自分でできるため，日中はトイレでの排泄行為の自立をめざして援助していく。失禁もあるが，トイレ誘導を行うことで回避できるため，入院中に排泄パターンを把握し，退院後に役立てる
排泄用具	□なし　■パッド ■オムツ（　　　　） □尿器　□カテーテル □自動排泄処理機	□なし　■パッド ■オムツ（　　　　） □尿器　□カテーテル □自動排泄処理機	
排泄行為	■自立　□見守り □一部介助　□全介助	□自立　■見守り □一部介助　□全介助	
清潔 入浴場所	■自宅 □施設（　　　　　）	□自宅 □施設（　　　　　）	入院前より身体機能が低下しているため，退院後はデイサービスにて入浴を行う。口腔内残渣が多いため，口腔ケアを入院中から行い，退院後も継続できるよう多職種で関わる 入院中は折り紙などで手指を動かす機会を取り入れ，退院後は簡単な調理や掃除を家族や訪問介護などと一緒に行えるようにする
入浴行為	■自立　□見守り □一部介助　□全介助	□自立　□見守り □一部介助　□全介助	
口腔ケア	■自立　□見守り □一部介助　□全介助	□自立　■見守り □一部介助　□全介助	
更衣行為	■自立　□見守り □一部介助　□全介助	□自立　■見守り □一部介助　□全介助	
掃除	□自立　□見守り ■一部介助　□全介助	□自立　□見守り □一部介助　□全介助	
洗濯	□自立　□見守り ■一部介助　□全介助	□自立　□見守り □一部介助　□全介助	
移動 起き上がり	■自立　□見守り □一部介助　□全介助	■自立　□見守り □一部介助　□全介助	現在，歩行器を用いて歩いているが，リハビリのゴールはシルバーカーを用いた歩行である。また，入院前から不安定な歩き方であったため，姿勢を正して，ゆっくりとした速度でバランスを崩さずに歩く練習を退院後も続けていく
立ち上がり	■自立　□見守り □一部介助　□全介助	□自立　□見守り □一部介助　□全介助	
移乗方法	■独歩　□杖歩行 □伝い歩き　□歩行器 □車いす　□そのほか	□独歩　□杖歩行 □伝い歩き　■歩行器 □車いす　□そのほか	
移乗行為	■自立　□見守り □一部介助　□全介助	□自立　■見守り □一部介助　□全介助	

経済状況			
	入院前の状況	現在の状況	退院後に目指す状況
経済的問題	■問題なし □やや困難　□困難	■問題なし □やや困難　□困難	現在も有料の配食サービスを利用しており，サービス利用に関する経済的な問題はない 退院後直ぐに介護サービスを利用できるように，退院調整を行うが，退院日により，要介護認定前の
生活保護	□あり　■なし	□あり　■なし	
介護認定	□あり（支援1・2 介護1・2・3・4・5） □申請中 ■なし	□あり（支援1・2 介護1・2・3・4・5） ■申請中 □なし	

第2節　シームレスケアの実践

障害者手帳	□肢体（　　　級） □養育（　　　級） □精神（　　　級） ■なし	□肢体（　　　級） □養育（　　　級） □精神（　　　級） ■なし	期間でも，払い戻しの形で介護保険サービスを受けることができるため，その利用検討をしていく
退院後の社会資源（自宅の場合） ■訪問介護　■訪問看護　□訪問入浴　□訪問リハビリ　■デイサービス　□デイケア □療養通所介護　□認知症対応型通所介護 ■福祉用具貸与（車いす・車いす附属品・特殊寝台・特殊寝台附属品・玄関の簡易手すり・設置型のスロープ・認知症老人徘徊感知機器）　■特定福祉用具販売（腰掛便座）　■住宅改修（廊下の手すり）			
備考 できるだけ自宅のトイレで排泄ができるように，入院中から自立に向けた援助を行う A氏のもてる力を活かして，生活機能全体を向上できるように援助を行う			

　退院支援計画を立案した後に，カンファレンスを開催する。カンファレンスを開催する時は高齢者本人と家族に関わる地域の専門職の出席ができる日で調整を行う。カンファレンスでは具体的なレベルでの調整が行われる。

3．アセスメントの視点

　多職種のカンファレンスによって，A氏の在宅療養における課題やその具体的な対策を明確化していくことが必要である。以下はA氏のカンファレンスで導き出された在宅療養の方向性である。これらに基づいて介護保険制度を利用するA氏の場合は病棟看護師（プライマリーナース）・退院支援看護師・担当の介護支援専門員らが協働して在宅へのシームレスケアを実践していく。

4．優先度の考え方

　エビデンス（evidence）に基づく高齢者ケアを実践するためにさまざまな情報から優先度を考え，優先度の高い生活課題（問題）のケアを中心に提供する。高齢者ケアの場面における優先度の考え方はさまざまであるが，一般的には，マズローの基本的欲求の階層などを参考に考えることが多い（pp.4-5参照）。

表4-3　A氏のカンファレンスで導き出された在宅療養の方向性

本人・家族の希望や不安	
希望や不安	本人：退院後は自宅で元のように暮らしたいと思っている。 夫：これまで通り2人で暮らしたいと思っている。 長女：母親がトイレへ行けなくなっており，父も高齢であるため，自宅で生活できるのか不安に思っている。今食事は配食サービスでなんとかなると思っているが，排泄のことが一番心配である。今後は介護サービスを利用していきたいと思っている。

退院後の療養生活に関わる注意点・確認事項・課題
食事：朝は夫，昼は訪問介護あるいはデイサービス，夕食は配食サービス（夫・訪問介護・デイサービス・配食サービス） 摂食行為は自立できているが，声かけや見守りは必要（夫・訪問介護・デイサービス） 食事の用意もできるだけA氏も参加できるようにする（訪問介護・デイサービス）
排泄：リハビリパンツとパッド使用（購入は長女） 　　　日中はトイレ誘導（夫・訪問看護・訪問介護・デイサービス） 　　　夜間はポータブルトイレ（介助は夫，片付けは訪問看護・訪問介護） 　　　　＊夜間の排泄援助が難しい場合は自動排泄処理機を夜間だけ使用することを提案
清潔：入浴（洗髪）は週に2回のデイサービスで行う（普通浴） 　　　月に1回デイサービスの美容院にて整容 　　　口腔ケアを毎食後促す（夫・訪問看護・訪問介護・デイサービス） 　　　洗濯は夫と一緒に行う（介護保険制度外のサービス利用） 　　　掃除は夫と一緒に行う（介護保険制度外のサービス利用）
服薬：内服の促しと確認（夫・訪問看護・訪問介護・デイサービス）
住居環境：退院前に介護保険制度により廊下の手すりを設置する
福祉用具等利用：退院日には車いす・車いす附属品・特殊寝台・特殊寝台附属品・玄関の簡易手すり・認知症老人徘徊感知機器を用意する。特定福祉用具販売としては和式便座に腰掛便座を取り付ける
移動・動作：シルバーカーを用いた歩行が不安定な場合は歩行器を使用する。デイケアでは歩行介助をする
医療処置と急変時の対応：冷蔵庫保管医療情報キットの設置，多職種間で高齢者情報の共有
外来受診（受診先と頻度）：A医院に月に1回長女が付き添う（訪問介護の利用も可）
家族・介護者：家族の連絡先（連絡の優先度，複数の連絡先の確保）

曜日	スケジュール	
月	デイサービス9：00～16：00	夕食配食サービス
火	訪問介護11：00～12：00	夕食配食サービス
水	訪問介護10：00～11：00（外出支援）	夕食配食サービス
木	デイサービス9：00～16：00	夕食配食サービス
金	訪問看護15：00～16：00	夕食配食サービス
土	訪問介護11：00～12：00	夕食配食サービス
日	訪問介護10：00～11：00	夕食配食サービス

＊月に1回A医院通院，長女が付き添えない場合は介護タクシー利用
＊月に1回デイサービスの美容院にて整容

　病院から地域へ退院する場合（施設への転帰の場合も含む）は，地域への情報提供が重要となる。A氏の場合は，認知症が生活全体に影響を及ぼしており，認知症に特化した情報提供が重要となる。

表4－4　A氏の地域への情報提供シート（看護サマリーシート）　　退院時に必要な情報

1．氏名　　A氏　　　男・⑨　　　　　　生年月日　○年○月○日（年齢86）	
2．住所（現住所と訪問先が異なる場合，明記する）　　　連絡先　○○-○○-○○	
3．病名　　アルツハイマー型認知症，僧房弁閉鎖不全症，僧房弁狭窄症，心不全 　　既往症　高血圧，脳梗塞	
4．今回の入院に至った病状と入院における病状経過（治療経過） 　○年の3月の中頃から，時々夜間咳嗽や呼吸困難感が出現するようになり，不眠傾向にあった。改善が見られず，足のむくみも出現するようになり，3月15日に長女夫婦に連れられ，循環器内科を受診し，心不全を指摘され治療目的のため入院となり，生活機能の低下のため地域包括ケア病棟にてリハビリ後，在宅療養となる	
5．今後の方針（医師からの説明内容，告知の有無含む） 　1か月に1回受診し，認知症と心疾患に対する内服療法を続けていく	
6．医師の説明に対する受けとめや病気の理解 　　本人：病気だから薬を飲まないといけない　　　家族：進行せず今の状態が続いて欲しい	
7．希望する最期の場所 　　本人：自宅　　　　　　　　　　　　　　　家族：夫；自宅，長女；病院あるいは施設	
8．入院前の状況と変化した点 　　入院前　日常生活自立度（寝たきり度）　　J2　　現在　B2 　　入院前　認知症高齢者の日常生活自立度　　Ⅱb　　現在　Ⅳ	
9．継続する課題 （1）身体機能障害（難聴があり特に左の耳は聞こえにくい） （2）認知障害（簡単な受け答えはできる。簡単な意思の疎通はできるが，記憶の保持はできない） （3）感染症，アレルギー，禁忌（なし） （4）栄養状態は良好，食後の口腔内の食物残渣が多い。水分制限1,000mℓ／日。上下部分義歯使用 （5）皮膚はやや乾燥傾向にあり，陰部に広範囲な発赤がみられオムツかぶれがある （6）尿意や便意があるが排泄動作に繋がらないことがある。薬剤による排便コントロール	
10．家庭環境 （1）介護状況：88歳の夫が主介護者，キーパーソンは長女（常勤で働いている） （2）家屋環境：戸建であり，居室・トイレ・食堂はすべて1階にある	
11．ADL・IADL及びセルフケア能力： （1）ADL： 　　　食事は，伝い歩きで食堂の椅子へ座り，配膳された食事を箸やスプーンを用いて自力で食べることができる。途中で食べることをやめてしまったり，早食いになってしまうこともあり，見守りや声かけが必要 　　　排泄は，誘導すればトイレでできる。間に合わず失禁もあるため，リハビリパンツとパッドは必要である。夜間はシーツへの汚染を考え，紙オムツとパッドを使用する。夜間はポータブルトイレをベッドサイドに設置し使用する 　　　保清は，入浴は週に2回のデイサービスで行う。口腔ケアは毎食後促し行う 　　　移乗は，自身で寝返り，座位，立位はできるが，歩行は不安定であり，自宅内では手すりを用いたり，伝い歩きで移動を行う。外出の際は短距離の場合はシルバーカーを用い，遠距離の場合は車いすを使用する （2）IADL： 　　　家事は，夫などと一緒に行うことで，一部できるため，訪問介護やデイサービスなどではA氏のもてる力を活かせるように支援する 　　　意欲は，高いときと低いときがあるため，無理強いせずに，様子を見ながら関わる 　　　金銭管理はできないため，夫に依頼する。夫が難しい場合は長女に依頼する （3）内服の管理能力 　　　A氏自身で内服管理をすることはできないため，週に1回利用する訪問看護の際に，A氏と	

一緒に薬配分箱の中に薬を配分する（朝と夕での内服）。夫へ薬を飲むことを促すように依頼し，飲んでいるかどうかを，訪問看護・訪問介護・デイサービスの迎えの際に確認する。朝の薬が飲めていない場合は，飲むよう促し，内服の確認を行う。特に朝の薬は1日1回内服が必要な心疾患と認知症に関わる薬剤であるため，飲み忘れがないように多職種で連携していく （4）リハビリの状況と目標や考慮すべきこと（杖や補装具の使用など） 　　　在宅療養の継続のためには，生活機能が低下しないように，日々の生活リハビリが重要であるため，訪問看護・訪問介護・デイサービスの際には，リハビリを意識した要素を盛り込む。また，週に1度は買い物などの外出支援を行う。外出の際は短距離の場合はシルバーカーを用い，遠距離の場合は車いすを使用する （5）介護者による介護方法の達成状況 　　　夫は88歳と高齢であり，長女は常勤で働いているため，以下の介護を依頼し，不足する場合は更なる社会資源の活用を行う 　　　夫：朝と昼の食事の用意，トイレ誘導，服薬管理，見守りや声かけ（歯を磨くことを促すなど） 　　　長女：各種介護サービスの利用契約，A氏の受診時の付き添い，買い物など
12．継続する医療及び医療処置 （1）内服治療（主に認知症と心疾患） （2）誰が医療管理を行うのか（誰に指導したか） 　　　夫が中心となるが，訪問看護・訪問介護・デイサービスでも内服確認を行う （3）今後の医療管理を担う所はどこか 　　　・かかりつけ医のA医院（tel・・・・）
13．今後の医療的サポートについて 　・かかりつけ医に依頼する 　・病状急変時の受け入れ病院は，B総合病院（冷蔵庫保管医療情報キットにも記載）
14．その他利用する必要性のあるサポート（介護保険以外） 　　配食サービス（有料），ハウスクリーニング（有料），など
15．保険，公費情報 　　介護保険制度利用予定

　情報を多職種と共有することで，同じ方向性をもったシームレスケアの実践に繋がる。実際は，入院中に想定できない課題が明らかになることも多い。そのため，行った支援が良かったかどうかのアウトカムを測定し，必要な介護サービスに過不足がないかどうかをモニタリングしていくことが必要である。介護保険制度では介護支援専門員が1か月に1度アウトカムを測定するが，ここでは病院看護職が行うA氏のモニタリングの結果を表4－5に示す。

第2節 シームレスケアの実践

表4－5　A氏のモニタリング

氏名	A氏	男・㊛	86歳	介護者	㊒（　夫88歳　）・無

	医療の状況		
	退院時の状況	○年○月○日 （1か月後）	年　月　日 （3か月後）
内服管理	□本人　□家族　■他	□本人　□家族　■他 夕の内服薬の飲み忘れが多いため，1日1回朝のみの内服へ変更とし，介護サービス利用時に内服確認することへ変更	□本人　□家族　□他
食事療法	□本人　□家族　■他	□本人　□家族　■他 配食サービスとデイサービスの食事は塩分制限	□本人　□家族　□他
経管栄養	□本人　□家族　□他	□本人　□家族　□他	□本人　□家族　□他
痰吸引	□本人　□家族　□他	□本人　□家族　□他	□本人　□家族　□他
その他 （　　　）	□本人　□家族　□他	□本人　□家族　□他	□本人　□家族　□他

	生活状況		
	退院時の状況	○年○月○日 （1か月後）	年　月　日 （3か月後）
認知 意思の伝達	□問題なし ■やや困難　□困難	□問題なし ■やや困難　□困難 伝えたことも直ぐに忘れるため，必要なことは部屋の中に掲示する	□問題なし □やや困難　□困難
情報の理解	□問題なし ■やや困難　□困難	□問題なし □やや困難　■困難 「分かった」と言っても，理解していないため，危険な行動にならないように見守る	□問題なし □やや困難　□困難
精神状態	■幻聴・幻覚 ■妄想 ■昼夜逆転	□幻聴・幻覚 □妄想 □昼夜逆転	□幻聴・幻覚 □妄想 □昼夜逆転
BPSD	□易怒・興奮 ■拒薬・拒食・拒否 □暴力（行動的攻撃） ■不潔行為	■易怒・興奮 気分転換として，A氏の好きな動物の話などをすることで，興奮が収まることが多い ■拒薬・拒食・拒否 無理強いせず，時間をおいて再度すすめる □暴力（行動的攻撃） ■不潔行為 排泄物で衣類まで汚染してしまうこともあるため，気をつける。排泄物で汚れた衣類がないか訪	□易怒・興奮 □拒薬・拒食・拒否 □暴力（行動的攻撃） □不潔行為

第4章 事例から学ぶ

その他		問時には確認	
食事 買い物・調理	☐可能　■不可 ☐介助（　　　　）	☐可能　☐不可 ■介助（訪問介護） 週に1回ホームヘルパーと買い物へ出かける。簡単な調理は夫やホームヘルパーとともに行える	☐可能　☐不可 ☐介助（　　　　）
配膳・下膳・片付け	☐可能　■不可 ☐介助（　　　　）	☐可能　☐不可 ■介助（訪問介護など） 訪問介護時は配膳と下膳もホームヘルパーとともに行う。デイサービスでは職員と一緒にテーブル拭きを行う	☐可能　☐不可 ☐介助（　　　　）
食事摂取	☐自立　■見守り ☐一部介助　☐全介助	☐自立　■見守り ☐一部介助　☐全介助 摂食行動が途中で止まったり，早食いになることがあり，様子を見ながら声をかける	☐自立　☐見守り ☐一部介助　☐全介助
排泄 排泄場所	■トイレ ☐ポータブルトイレ ☐ベッド上	■トイレ ■ポータブルトイレ ☐ベッド上 日中は夫などの声かけによりトイレで排泄。夜間はポータブルトイレを用いることもあるが，トイレへ行くこともある	☐トイレ ☐ポータブルトイレ ☐ベッド上
排泄用具	☐なし　■パッド ■オムツ（リハビリパンツ） ☐尿器　☐カテーテル ☐自動排泄処理機	☐なし　■パッド ■オムツ（リハビリパンツ） ☐尿器　☐カテーテル ☐自動排泄処理機 夜間も着脱がしやすいリハビリパンツを使用。	☐なし　☐パッド ☐オムツ（　　　　） ☐尿器　☐カテーテル ☐自動排泄処理機
排泄行為	☐自立　■見守り ☐一部介助　☐全介助	☐自立　■見守り ☐一部介助　☐全介助 尿失禁があるとA氏自身でリハビリパンツを脱ぐが，その処理はできていない。また，脱いだ後は何も履いていないこともある。訪問時に確認し，夫へも確認を依頼	☐自立　☐見守り ☐一部介助　☐全介助
清潔 入浴場所	☐自宅 ☐施設（　　　　）	☐自宅 ■施設（デイサービス） 週に2回普通浴にて入浴	☐自宅 ☐施設（　　　　）
入浴行為	☐自立　☐見守り ☐一部介助　☐全介助	☐自立　☐見守り ■一部介助　☐全介助 促すことで顔・腕・胸腹部を洗うことができる	☐自立　☐見守り ☐一部介助　☐全介助

第2節　シームレスケアの実践

口腔ケア	□自立　■見守り □一部介助　□全介助	□自立　■見守り □一部介助　□全介助 促せばできる。介護サービスを利用する時に1日1回は口腔ケアを行う	□自立　□見守り □一部介助　□全介助
更衣行為	□自立　■見守り □一部介助　□全介助	□自立　■見守り □一部介助　□全介助 服の前後は分からないなどがあるため、声かけが必要	□自立　□見守り □一部介助　□全介助
掃除	□自立　□見守り □一部介助　□全介助	□自立　□見守り ■一部介助　□全介助 一緒であれば雑巾がけなどができる	□自立　□見守り □一部介助　□全介助
洗濯	□自立　□見守り □一部介助　□全介助	□自立　□見守り ■一部介助　□全介助 一緒であれば洗濯物をたためる	□自立　□見守り □一部介助　□全介助
移動 起き上がり	■自立　□見守り □一部介助　□全介助	■自立　□見守り □一部介助　□全介助	□自立　□見守り □一部介助　□全介助
立ち上がり	■自立　□見守り □一部介助　□全介助	■自立　□見守り □一部介助　□全介助	□自立　□見守り □一部介助　□全介助
移乗方法	□独歩　□杖歩行 □伝い歩き　■歩行器 □車いす　□そのほか	□独歩　□杖歩行 ■伝い歩き　□歩行器 ■車いす　■そのほか 居宅では手すりなどを用いて伝い歩きで移乗する。室外では短い距離はシルバーカーを用い、距離がある場合は車いすで移乗。デイサービスではシルバーカーを用いる	□独歩　□杖歩行 □伝い歩き　□歩行器 □車いす　□そのほか
移乗行為	□自立　■見守り □一部介助　□全介助	■自立　□見守り □一部介助　□全介助 不安定な歩行である	□自立　□見守り □一部介助　□全介助
経済状況			
	退院時の状況	○年○月○日 （1か月後）	年　月　日 （3か月後）
経済的問題	■問題なし □やや困難　□困難	■問題なし □やや困難　□困難	□問題なし □やや困難　□困難
生活保護	□あり　■なし	□あり　■なし	□あり　□なし
介護認定	□あり（支援1・2 介護1・2・3・4・5） ■申請中 □なし	■あり（支援1・2 介護1・2・③・4・5） □申請中 □なし	□あり（支援1・2 介護1・2・3・4・5） □申請中 □なし
障害者手帳	□肢体（　　　級） □養育（　　　級） □精神（　　　級） ■なし	□肢体（　　　級） □養育（　　　級） □精神（　　　級） ■なし	□肢体（　　　級） □養育（　　　級） □精神（　　　級） □なし
その他			

[索　引]

ADL-20の評価項目と判定基準　118
Blessed 認知症評価尺度　51,52
BMI　87
BPSD　64
DBD スケール（Dementia Behavior Disturbance Scale）　57
DESIGNR（褥瘡経過評価アセスメント）　109
Evidence based nursing（科学的根拠に基づく看護）　1

Harris-Benedict の式　125
Hoehn & Yahr の重症度分類　65
ICF　41
Mini-Mental State Examination（MMSE）　47
Moore 機能的評価尺度　52
POS　6
Seldin の病期分類　100
SOAP　7
Steinbrocker の Class 分類　106

あ　行

アセスメント　3
アルツハイマー病の主な治療薬　127
医学モデル　43
イサベージのうつスケール　59
溢流性尿失禁　100
英国版バーセルインデックス　117
エコロジカル・システム・モデル　13
エネルギー必要量　125
エビデンス　1
嚥下機能の3相　84
嚥下食ピラミッド　125
嚥下体操　89

か　行

介護が必要な場合の排泄動作の課題　116
介護者の負担感　129
介護付き有料老人ホーム　28
介護老人保健施設　28
改訂長谷川式簡易知能評価スケール（HDS-R）　47
改訂水飲みテスト　85
家族アセスメント　133
喀血と吐血の鑑別　82
柄澤式「老人知能の臨床的判断基準」　50
加齢黄斑変性チェックシート　71
環境のストレングス　19
看護過程の原則に沿ったクリティカルシンキング　6
看護者―高齢者間の相互行為の分類システム　17

肝性脳症の昏睡度の分類　90
関節リウマチ患者の日常生活動作機能の評価　106
完全（真性）尿失禁　101
嵌入便　98
キーパーソン　15
記憶と問題行動のチェックリスト　53
基礎エネルギー消費量　125
機能性尿失禁　100
狭心症と心筋梗塞　80
キリップ分類　75
キング看護理論　16
筋肉判定の評価（MMT）　103
グラスゴー・コーマ・スケール　46
クリティカルシンキング　5
グループホーム　28
ケアハウス　29
ケアプロセス　2
ケアプロセスの構成要素　3
経静脈栄養　119
経腸栄養　118
軽費老人ホーム　29
健康型有料老人ホーム　28
健康で快適な温熱環境を保つための提案水準　128
健康なパーソナリティの規準　121
高血圧の基準　79
口頭式評価スケール　69
高齢者施設　28
高齢者への虐待の分類　134
呼気臭　76

呼吸音聴診部位　77
呼吸器系の薬剤　126
呼吸の異常　76
個人因子　136
個人のストレングス　19
コミュニケーションの基本動作　SOLER　113
コンフォートが生じるコンテクスト　18
コンフォート理論　18

　　　　　　さ　行

サービス付き高齢者向け住宅　29
在宅チーム医療栄養管理研究会の第1段階調査票　85
シームレスケア　21
視覚的アナログスケール　69
自己表現評価シート　130
失禁の種別　100
社会モデル　43
ジャパン・コーマ・スケール　46
住宅改修　33
住宅型有料老人ホーム　28
循環器系の薬剤　126
障害高齢者の日常生活の自立度判定基準　115
消化管ストーマ　92
小規模多機能型居宅介護　29
生じやすい関節可動域の制限　107
ショートステイ　30
シルバーハウジング　29
シングル・システム・デザイン　16
診察室血圧に基づいた心血管病リスク層別化　79
心身機能　45
身体構造　45
心電図所見　74
心不全の分類　81
数値的評価スケール　69
ストレングスモデル　18
スピリチュアリティ　122
生活行動看護モデル　9
生活行動モデル　10
生活満足度尺度K　112
成年後見制度　134
生理的な物忘れ　45
脊髄損傷の機能的予後（Long）　106
摂食・嚥下アセスメント・スコアシート　85

切迫性尿失禁　100
喘息重症度　78
喘息のコントロールの状態の評価　78
せん妄評価尺度　61
掻痒感の程度の判定基準　109
ソーシャルネットワーク・スケール　132

　　　　　　た　行

退院支援　22
退院支援看護師　23
退院調整　23
地域への情報提供シート　36
地域包括ケアシステム　21
中核症状　64
聴診音　77
通所介護　32
通所リハビリ　32
ツングのうつ評価スケール（SDS）　59
定期巡回・随時対応型訪問介護看護　32
適正な日常生活のおおよその目安　88
転倒アセスメント・スコアシート　105
転倒・転落アセスメント・スコアシート　104
転倒発生時のアセスメント　116
疼痛の閾値　70
糖尿病治療薬　127
糖尿病と糖代謝異常の成因分類　94
特定福祉用具販売　32
特別養護老人ホーム　28

　　　　　　な　行

難聴の分類　68
日常生活自立支援事業　135
ニューヨーク心臓協会（NYHA）の心機能分類　75
尿意のチェック表　99
尿量異常の種類　96
認知症　63
認知症高齢者に対するコミュニケーション　114
認知症高齢者の日常生活自立度判定基準　49
認知症対応型通所介護　32
認知症の症状に関する機能評価尺度　54
認知症の徴候チェックリスト　58
ノーマティブ・ニード　2
ノロウイルス感染症　97

索　引

ノンバーバル行動　114

は　行

肺炎の分類　81
排泄動作の一連の流れ　116
排便アセスメント表　90
バランス評価シート　104
反射性尿失禁　101
非経口的栄養法　118
ヒュー・ジョーンズの呼吸困難度分類　77
フェイススケール　70
腹圧性尿失禁　100
福祉用具貸与　32
腹痛の種類　93
腹痛の部位と腹痛　93
浮腫の分類　95
不整脈の薬剤　127
ブレーデンスケール　109
ヘンダーソン理論　11
便の色調によるアセスメント　92
訪問介護　32
訪問看護　32
訪問入浴　32
訪問リハビリ　32
歩行評価シート　104
ボランティア活動　122

ま　行

マズローの基本的欲求の階層に基づく優先度の考え方　5
毛細血管再充満時間（CRT）　75
目標志向型思考　17
目標達成理論　17
モニタリング　37
問題解決型思考　17

や　行

夜間対応型訪問介護　32
優先度の考え方　4
養護老人ホーム　29

ら　行

療養通所介護　32

著　者

小木曽　加奈子（おぎそ　かなこ）　岐阜大学医学部看護学科准教授

著書等
『介護職のための医療的ケアの知識と技術』（共編著）学文社，2016年
『地方都市「消滅」を乗り越える！』（共著）中央法規出版，2016年
『高齢者ケアの質を高めるICFを活かしたケアプロセス』（編著）学文社，2015年
『福祉をつむぐ』（共著）風媒社，2013年
『認知症がある人をケアする：BPSDによる生活場面の困難さ』（監修・編著）学文社，2012年
『医療職と福祉職のためのリスクマネジメント』（単著）学文社，2010年
『ICFの視点に基づく高齢者ケアプロセス』（共編著）学文社，2009年
『事例で学ぶ生活支援技術習得』（共著）日総研，2008年
『介護・医療サービス概論』（共編著）一橋出版，2007年　など他多数

地域包括ケアにおける高齢者に対するシームレスケア
ICFの視点を活かしたケアプロセス，退院支援・退院調整に焦点を当てて

2019年9月10日　第一版第一刷発行

著　者　小木曽　加奈子
発行所　株式会社　学文社
発行者　田中　千津子
東京都目黒区下目黒 3-6-1 〒153-0064
電話 03(3715)1501　振替 00130-9-98842

落丁，乱丁本は，本社にてお取替え致します。
定価は売上カード，カバーに表示してあります。
印刷／東光整版印刷株式会社
（検印省略）

ISBN 978-4-7620-2892-2
©2019 Ogiso Kanako　Printed in Japan

高齢者ケアの質を高めるICFを活かしたケアプロセス
小木曽加奈子 編著　　　　　　　　　　　B5判/226頁　本体3000円

高齢者を取り巻く社会環境、ケアの概念と多職種の連携、ICFの概念と活用方法等を紹介。3つの療養の場でケアプロセスを展開。同じ対象者であってもアセスメントの方法や必要なケアが異なることを理解できるよう工夫した。

医療職と福祉職のためのリスクマネジメント
―介護・医療サービスの向上を視野に入れて―
小木曽加奈子 著　　　　　　　　　　　　B5判/208頁　本体2700円

いま医療現場では、患者やその家族の満足度向上がますます求められている。その現状を踏まえつつ、医療安全に対する基礎的知識と、臨床で応用できる具体的なリスクマネジメントの手法を中心に解説する。

認知症がある人をケアする　―BPSDによる生活場面の困難さ―
佐藤八千子・小木曽加奈子 監修　　　　　　B5判/256頁　本体3000円

認知症の症状や治療、「認知症ケア」についての歴史、我が国の現状、ケア実践や事例紹介を掲載。認知症高齢者の生活場面での困難さや認知症の人の権利、家族支援など多角的に認知症ケアを考える。

介護職のための医療的ケアの知識と技術
―ポートフォリオを活用して自らの成長を育む―
平澤泰子・小木曽加奈子 編著　　　　　　　B5判/160頁　本体2800円

「医療的ケア」を痰の吸引や経管栄養だけでなく、幅広く捉え、実践に現場で働く看護職や介護職が、介護福祉士養成課程で学生に学んできてほしいと認識している項目や内容を参考にして作成されたテキスト。介護福祉士に求められている「人としての成長」を身につけるための1冊。

現代社会福祉用語の基礎知識 (第13版)
成清美治・加納光子 編集代表　　　　　　　四六判/436頁　本体2500円

学生から研究者、ボランティアから現場専門者まで、受験・教育・実践に役立つ社会福祉用語の基礎知識を収載。社会福祉士、介護福祉士、保健師、精神保健福祉士、ケアマネージャー、看護師等関連科目等国家試験ならびに資格試験に完全対応の必携書。2035項目を収録。

21世紀の現代社会福祉用語辞典 (第2版)
九州社会福祉研究会 編
田畑洋一・門田光司・鬼崎信好・倉田康路・本郷秀和 編集代表
　　　　　　　　　　　　　　　　　　　　四六判/480頁　本体3200円

現代の社会福祉必携用語を網羅した実践のための辞典。各種法令に準拠した用語をわかりやすく説明、重要用語はとくに詳しく解説。社会福祉士、介護福祉士、保育士、精神保健福祉士、介護支援専門員などの業務に携わる人に必携の用語辞典。掲載項目数、2194。